完全攻略!

もう悩まない
ストレスチェック制度

岡山大学大学院医歯薬学総合研究科　疫学・衛生学 講師
産業医グループ代表

高尾 総司 著

労働新聞社

はじめに

　わが国の職場の健康管理は、ストレスチェック制度の実施をもって「新たな」方向へ大きく踏み出した。具体的に言えば、健康診断・事後措置を中心とした従来の健康管理はいわば親が子供の面倒をみるような構造であり、労働者の健康管理上の自己選択を認めない代わりに、責任も含め何もかもを事業者がほぼ全面的に負うようなところがあった。しかし、ストレスチェック制度では受検および結果情報提供の自由、つまり自己選択権が労働者に与えられた。これにより職場の健康管理は、真の自己健康管理の時代へと転換していくことが望まれ、また不可避である。

　かかる転換点を企業・労働者双方にとってのチャンスとするためには、大きな潮流を適切にとらえることが必須である。そのためには、まず本ストレスチェック制度の実施にかかる事業者方針を明確にすることが重要であり、以下にポイントを列挙する。

⑴　職場においては、医療的な観点からの「高ストレス」対策を行うのではなく、業務的な観点からの「高負荷」対策を行う。
⑵　「個人向けストレスチェック」と「集団分析用ストレスチェック」とに完全に分離して実施する。
⑶　個人向けストレスチェックでは、受検の自由および結果情報提供の自由を最大限尊重し、ストレスチェックの機会を提供すること、面接指導の申し出に対応し、事後措置を行うことだけを事業者の役割とする。これ以外の受検勧奨等は一切行わない。
⑷　集団分析用ストレスチェックは、業務の一環として実施する。無記名で全員に実施し、部署単位での結果のみ実施者から報告をうける。職場環境改善は必ずしもストレスチェック制度の中で行うものではなく、日頃から当然に行うべきである。それゆえ、ス

トレスチェック結果にもとづき環境改善を考えるという時間的順序ではなく、むしろ日頃の環境改善対策の達成状況をストレスチェックにより確認する。
(5) 事業者の責務として、個人向けストレスチェックに対しては医師の面接指導にもとづく措置を行う。ただし、この措置の範囲は事前に労使協議のうえで決定する。事後措置としては、個人を対象とした職場環境改善は取り扱わない。
(6) これまで労働者の主体性を損ねかねない極めて庇護的な健康管理を行ってきたことに鑑み、個人向けストレスチェックの労働者による完全な主体的実施の達成までには、一定の猶予期間を設けることも考慮する。

　ストレスチェック実施にあたっては、「チャンス」どころか「危機」と感じておられる方も多いのではないかと推察する。実際に、実施に伴う課題のなかには未解決のものが少なからずあることも否定できない。この大いなる懸念に対して、健診・事後措置との共通点に着目して進めば危機にしかならないだろうが、一方で相違点に着目して上記の方針に沿って進めばチャンスにもなりうるものであると確信している。

　本書を手に取る多くの方にとって、ストレスチェック制度そのものの解説はもはや不要かもしれない。主として２冊目以降としての需要を想定しているが、念のためごく簡単ではあるが、制度の概要について第１部にまとめた。
　本書を活用するにあたり、既に「高尾メソッド（ルール・業務遂行レベルにもとづくメンタル対応）」にある程度は精通しており、業務的健康管理の視点で構成し直したストレスチェックの実施方法の秘策を知りたい場合は、第２部第２章に進んでいただければと思う。一方で「高尾メソッド」そのものを知らないという場合には、

まずは拙著「健康管理は社員自身にやらせなさい」(保健文化社、2014) に目を通すことをお勧めするが、重要なポイントは第2部第1章に簡単にまとめたので参照して欲しい。

　場合によっては、厚生労働省の示す内容と大きく印象が異なることから、その整合性が気になる方もおられよう。こうした場合には、第3部を精読していただければ幸いである。あるいは大企業などの場合、第2部第2章にて提示する実施内容に、個人的には納得できたとしても、すぐに実行できる環境ではないと感じる場合もあろう。そうした際には、第4部をご覧になって中期計画を策定していただきながら、とりあえずは第3部第3章に提示した項目について衛生委員会で調査審議をしていただけば良いように構成した。

　平成28年2月

高尾　総司

― 目　次 ―

第1部　改正労働安全衛生法によるストレスチェックの義務化………… 7

第2部　高尾メソッドにもとづくストレスチェックの実施方法………… 17
　第1章　高尾メソッドについて復習する……………………………………18
　　第1節　二つの健康管理；労務管理の重要性……………………………18
　　第2節　親代わりの健康管理から自立的健康管理へ……………………21
　第2章　ストレスチェック実施方法の秘策………………………………25
　　第1節　6つの重要基本方針………………………………………………25
　　第2節　個人向けストレスチェックの実施方法…………………………32
　　　1　検査の実施 …………………………………………………………32
　　　2　面接指導の実施 ……………………………………………………40
　　　3　事後措置の実施 ……………………………………………………45
　　　4　（事前）対策の実施 …………………………………………………51
　　　5　実務のポイント ……………………………………………………56
　　　6　高尾メソッドで運用するための様式 ……………………………60
　　第3節　集団分析用ストレスチェックの実施方法………………………71
　　　1　部署間比較を可能にするためのポイント ………………………71
　　　2　部署に対する負荷軽減対策 ………………………………………73
　　　3　部署間の負荷平準化対策 …………………………………………73
　　　4　質問項目について …………………………………………………74

第3部　従来の延長線上の考え方と「新しい」考え方の対比……………77
　第1章　法令との整合性……………………………………………………78
　第2章　定型措置と自由措置………………………………………………90
　第3章　衛生委員会にて調査審議すべき事項
　　　　　　（高尾メソッド準拠版）……………………………92

第4部　将来像（労働者の自立への支援）………………………………101

資料編：高尾メソッドに関する情報一覧…………………………………106

第1部

改正労働安全衛生法による
ストレスチェックの義務化

労働安全衛生法の改正により、平成27年12月1日から事業者に対し労働者に対するストレスチェックの実施が義務づけられている。

　なお、実施が義務づけられるのは、産業医の選任義務がある常時50人以上の労働者が在籍する事業場であり、50人未満の事業場については努力義務となっている。

---

① 事業者によるストレスチェック検査の実施
② 労働者の申し出を受け、医師による面接指導の実施
③ 就業上の措置について医師から意見を聴取
④ 医師の意見等を勘案し、時間外労働の制限等の措置の実施

　ストレスチェックと面接指導の流れは、右記のとおりである。第1部では、制度のポイントを解説し、ストレスチェック実施方法の詳細は、第2部以降で解説する。

【ストレスチェックと面接指導の実施に係る流れ】

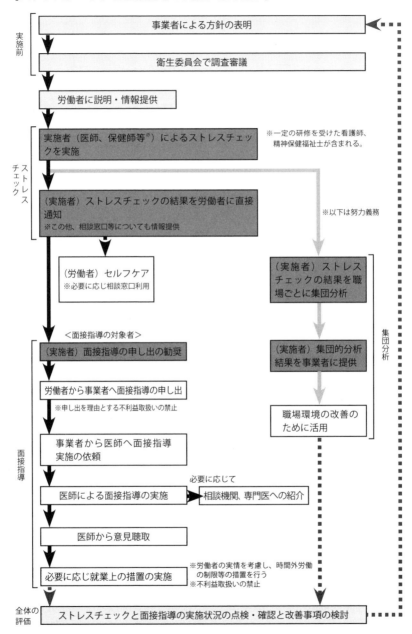

(1)ストレスチェック制度導入前の準備

　事業者は、ストレスチェック実施についての方針を表明し、衛生委員会に下記の事項を審議させる。そして、審議事項を踏まえ、ストレスチェック実施に関する社内規程を定め労働者に周知する必要がある。

---

① ストレスチェック制度の目的に係る周知方法
② ストレスチェック制度の実施体制
③ ストレスチェック制度の実施方法
④ ストレスチェック結果に基づく集団ごとの集計・分析の方法
⑤ ストレスチェックの受検の有無の情報の取扱い
⑥ ストレスチェック結果の記録の保存方法
⑦ ストレスチェック、面接指導および集団ごとの集計・分析の結果の利用目的および利用方法
⑧ ストレスチェック、面接指導および集団ごとの集計・分析に関する情報の開示、訂正、追加および削除の方法
⑨ ストレスチェック、面接指導および集団ごとの集計・分析に関する情報の取扱いに関する苦情の処理方法
⑩ 労働者がストレスチェックを受けないことを選択できること
⑪ 労働者に対する不利益な取扱いの防止

　ストレスチェック実施の前に、①ストレスチェック制度担当者、②ストレスチェック実施者、③ストレスチェック実施事務従事者を選任する。このうち①の制度担当者は、実施計画の策定や実施の管理等を行う。②③の者が行う内容は後述する。

(2)ストレスチェックの実施

ストレスチェックは、1年以内ごとに1回、定期に実施する必要がある。

【ストレスチェック受検対象者】

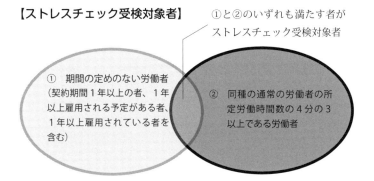

ストレスチェックは、医師、保健師、一定の研修を受けた看護師等（(1)②の者が該当。以下「実施者」という）が実施する。また、ストレスチェックに関する事務等を行う実施事務従事者（(1)③の者が該当）には一定の制限がある。

【ストレスチェック「実施事務」に従事できない者】

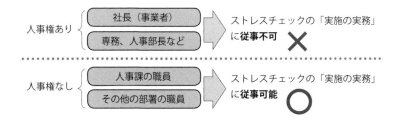

(3)ストレスチェックの結果の通知

実施者は、ストレスチェックの結果を、封書やメール等当該労働者以外が把握できない方法で通知する。ストレスチェック受検者のプライバシーを保護するためである。

【実施結果の事業者への通知】

- 実施者は、実施結果をストレスチェックを受検した労働者（以下「受検者」という）の同意を得ないで事業者に提供してはならない
- 受検者が医師の面接指導の申し出を行った場合は、事業者への提供に同意したとみなしてよい
- 受検者からの同意取得のタイミング　ほか
    » 実施前、実施時に取得…×
    » 結果の通知後に取得…○
    » 受検者が同意しない旨の申し出がない限り、同意したとみなす方法…×

実施者は、高ストレス者に対し面接指導の申し出を行うよう勧奨することができる。

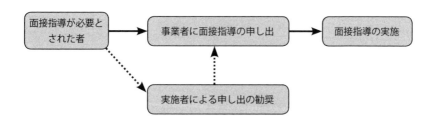

(4)記録の保存

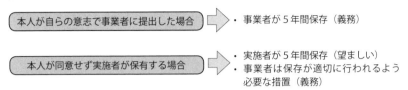

(5)面接指導の実施、医師からの意見聴取

【面接の実施】

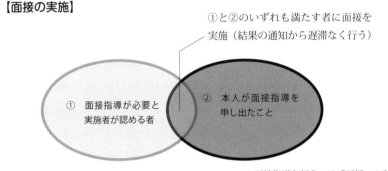

※面接指導を行うのは「医師」のみ。

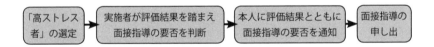

　面接指導の申し出は書面や電子メール等で行い、事業者はその記録を残すようにする。面接指導の結果記録を作成し、5年間保存しなければならない。

　また、事業者は面接指導後、医師の意見を聴取しなければならない。

【結果記録に記載する事項】
1. 実施年月日
2. 労働者の氏名
3. 面接指導をした医師の氏名
4. 労働者の勤務の状況、ストレスの状況、その他の心身の状況
5. 就業上の措置に関する医師の意見

(6)就業上の措置の実施

　事業者は、(5)の医師の意見をもとに、必要があると認めるときは、労働者の実情等を考慮し、時間外労働の制限等の措置を講ずるほか、衛生委員会等への報告、その他の適切な措置を講じなければならない。

(7)ストレスチェックの集団的分析

　事業者は、検査を行った場合は、当該検査を行った医師等に、当該検査の結果を一定規模の集団ごとに集計させ、その結果について分析させるよう努めなければならない。

　また、事業者は、分析の結果により必要があると認めるときは、当該集団の労働者の実情を考慮して、適切な措置を講ずるよう努めなければならない。

(8)不利益取扱いの禁止

　事業者は、ストレスチェックの実施に際し、労働者に対して以下の不利益取扱いをしてはならない。

【不利益取扱いの禁止（例）】

> ① ストレスチェックを受検しないことを理由とするもの
> ② 事業者への結果提供に同意しないことを理由とするもの
> ③ 面接指導の要件を満たしているにもかかわらず、面接指導を申し出ないことを理由とするもの
> ④ 面接指導結果を理由に、解雇、雇止め、退職勧奨、不当な配置転換等を行うこと

(9) プライバシーの保護

　面接指導の実施者および事務実施者は、実施に関し知り得た労働者の秘密（ストレスチェックの結果、面接指導の結果等）を他に漏らしてはならず、事業者は不正な手段でストレスチェックに関する労働者の秘密を入手してはならない。結果の保存をする場合は、情報が漏えいしないようにしなければならない。

　また、知り得た秘密をストレスチェックの実施事務とは関係のない業務に利用してはならない。

(10) 労働基準監督署への報告

　常時50人以上の労働者を使用する事業場は、1年以内ごとに1回、定期にストレスチェックの結果等を所轄労働基準監督署に報告しなければならない（様式第6号の2）。報告事項は、①在籍労働者数、②受検者数、③面接を受けた人数、④集団分析の有無などである。

　報告をしなかった場合は、労働安全衛生法第120条第5項の規定に基づき、罰則の対象となる。なお、ストレスチェックを実施しなかったことに対する罰則はない。

第2部

高尾メソッドにもとづく
ストレスチェックの実施方法

第1章　高尾メソッドについて復習する

第1節　二つの健康管理；労務管理の重要性

　まずストレスチェック制度の基盤となるべき職場の健康管理について概観する。本書では、よって立つべき重要な視座としての「"業務的"健康管理」という考え方を「"医療的"健康管理」との対比において、あらためて確認する。

【二つの健康管理】

"業務的"健康管理	"医療的"健康管理
就業に支障の無い労働力の確保 "全体最適化"	個人の健康増進・疾病予防 "部分的最適化"：周囲の負担は当然
担い手：人事労務担当者 （産業医・保健職は助言）	担い手：医療の専門家 （上司・人事担当者には「難しい」）
事業者は、やらなくてはならない （労働安全衛生法　他）	やらないより、やった方がよいかも （やってもよい、やらなくてもよい）
命令にもとづく 労働者も、やらなくてはならない	支援（個人の希望にもとづく） しょせんは「福利厚生」を越えない

（高尾総司「健康管理は社員自身にやらせなさい」10頁（保健文化社））

■医療的健康管理

　これまでの職場の健康管理は、言ってみれば病院における医療を職場に「出前」したようなものがほとんどであった。さすがに職場でがん手術を行うようなことまではないにせよ、具体的に言えば労働者個人を対象として行う健康の維持・向上のための血圧測定や健康指導といったようなものがこれに該当する。

医療がモデルになっているので、考え方としても医療と同様の側面を持つ。たとえば、労働者の意志を尊重し、本人が望まないことは決して行わないという考え方などがまさにそうである。加えて、メンタルヘルス対応では上司や同僚に「支援者」のような役割が期待されることもあるが、医療として考えればさほど違和感はなかろう。本人が望む場合に望む内容だけを提供する形は、あくまでも「サービス」であって、義務の履行にはならないことにも注意が必要である。

■業務的健康管理

　一方で、そもそも企業がなぜ健康管理を行うのかと言えば、根本的には労働安全衛生法等における「義務」があるにほかならない。目的としても、必ずしも労働者の健康に対して最善まで尽くす必要はなく、強いて言えば業務遂行にともなって健康を損ねないように対処することがボトムラインであろう。事業者としては義務の履行としての側面も意識しないといけないわけだから、最終的には業務命令としても合理化しうる内容を前提とすることになる。

　しかし、これまでのところこうした視点にもとづく健康管理については、十分に検討されてきたとは言いがたい。そのため既に示した個人の意志を重視した「医療的健康管理」との区別が十分になされないままの様々な努力は、企業の義務の履行として事後的には認められなかったことも少なくない。

■ストレスチェックと二つの健康管理

　これまでストレスチェック制度に関しては「高ストレスか否か」について散々議論されてきた。しかし、企業において重要なことは「高負荷か否か」のはずである。つまり無視できないポイントとして、「高ストレス」と「高負荷」は別々の問題であって、「高ストレ

ス・低負荷」労働者は当然に存在する。さらに労務管理の視点からは、ストレスが高いことは低負荷労働者への業務上の指導を控える理由にはならない。

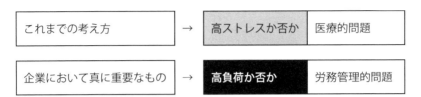

※両者は全く違う！ 大事なのは「高負荷」労働者に対する対応！

　「高ストレスか否か」は医療的健康管理の範疇の問題であって、本来、企業が取り扱うべき対象は「高負荷か否か」のはずである。換言すればストレスチェック制度においては「業務的健康管理」に徹すれば良いということがわかる。別の視点から見ても、「高ストレス」対策は、一歩間違えば医療行為（診療行為）に類似した内容に足を踏み入れてしまいかねず、その意味でも医療の資格を有しない人事労務担当者や上司が行うべきでないこともまた明らかである。

■労務管理の重要性
　メンタルヘルス対応においても、業務的健康管理は有効に機能してきた。たとえば、周囲からみても不調が明らかであり、実際に医療機関も受診している場合などにあってさえ、労働者本人が「いったん休み始めると、復職できるかどうか心配なので働き続けたい」というような希望を口にすることがある。ここで、「医療的健康管理」に従えば、本人の意志を尊重することは極めて重要なこととなり、どう支援すれば働き続けることができるかということを、上司や同僚の多大な負担のことはさておき、みんなで検討しはじめてしまう。

しかしながら、「業務的健康管理」に従えば、私傷病は病気欠勤・休職（つまり、労務提供免除）の正当な事由にはなり得るが、一方で出社しつつ期待される業務遂行ができない正当な事由にはならない。したがって当然ながら業績評価における低評価は言うまでもなく、場合によっては勤務不良として懲戒処分の対象にすらせざるをえないことになる。しかるに、結論は「要休業」として最終的には業務命令をもってしてでも対処することとなり、必ずしも本人の働きたいという意志を尊重できるとは限らない点で医療的健康管理とは明確に対照をなす。

　さらに、このような場合において早期に労務提供を免除し、療養に専念する機会を与えることは、疾病の経過に対しても良い影響が期待できる。一方で、本人の希望を安易に受け入れてしまえば、いつまで経っても療養に専念させることができず、酷い場合には「時々、出社はしてきているが、何もしていない」といった状態ですら見過ごされることがあり、このような状況が疾病そのものの経過に対しても良いはずがない。

　つまり、あくまでも自己選択を最大限に尊重する医療の考え方（医療的健康管理と言い換えても良い）は、病院における医療に際して重要な基礎であることに疑う余地はないが、職場における健康管理においては時として有害にもなりえるということをふまえておくことが望まれる。

第2節　親代わりの健康管理から自立的健康管理へ

　労働安全衛生法にもとづく一般定期健康診断においては、企業に実施義務があるだけではなく、労働者にも受診義務が課されている（第66条）。さらには、企業に事後措置を行わせるために、健診結果については労働者本人の同意は特別に得なくても、事業者として

は必要な範囲で把握することが前提となっている。近年、インターネットの質問サイトなどを見ても、若い女性社員などの「会社が健診で自分の体重を把握することを回避したい。受診は拒否できないのか」といった疑問が目立つ。

■**親代わりの健康診断・事後措置**

かかる状況に対して、安西愈弁護士は事業者による「親代わりの健康管理」と評し、「そもそも国が法律で事業者に対し、労働者の健康診断を年に一回定期に行うことを義務付けて、労働者の健康状態を把握し、病気を発症したり、増悪しないように措置することは、親代わりに労働者を保護、配慮するものといっても過言ではない」と指摘する[1]。

■**事業者が"親代わり"になってしまった背景（前近代的構造）**

"大人"である成人労働者に対して極めて違和感のある「自己選択を認めない」構造ではあるが、なぜこのようなことになってしまったのか。本当の理由は誰にもわからないというのが真実かもしれないが、日本の保健制度から想像することができる。

つまり、たとえば1歳6か月健診において、親が乳児本人の受診希望を確認するはずもないし、医師が結果を本人に説明しても理解できるはずもない。しかるに、親が代わりに説明を受けたうえで、精密検査や必要な治療等の措置を親の判断で行う。注射でもされるのではないかと察した乳児が泣き叫び受診を拒否するような状況では、親はご褒美をちらつかせ（アメでもあげるからと）、うまくなだめすかしながら受診に結びつける。母子保健におけるこうした思想が学校保健、産業保健と引き継がれ、自立という視点が新たに付加される機を逸したのではないか。

1　安西愈「親代わりの健康管理求める安衛法」（月刊総務 2012 年 8 月号）

結局のところ、企業が「親代わりのような」存在として医療の考え方によってたつならば、労働者本人にとって不利益のある判断はなされないことが期待できてしまう。そうであれば、労働者としては企業にすべて「お任せ」にするのが最善の選択ということになる。このままで良いのか、真剣に考えるべき時が来ている。

■ストレスチェック制度におけるある意味の先進性（現代性）

わが国の職場の健康診断の仕組みを欧米人に説明するとたいてい驚かれる。彼らの感覚からすれば、労働者に受診義務があることもさることながら、事業者が労働者本人の同意もなく健診結果を把握することには、相当に強い抵抗感を覚えるようである。しかしながら、健康診断における血液検査結果ならまだしも、ストレスチェックではある意味「心のなか」をのぞかれるとさえ言える。そうなれば、わが国であっても本人の同意は「確認しない方がおかしい」状況になってこよう。

そもそもストレスチェックにより、自身の個人的な精神的健康が確保されるとの科学的根拠（エビデンス）もないわけであるから、受検するかどうかを自己選択できることも当然である（別の言い方をすれば、ストレスチェック以外の手法を用いて、自身の精神的健康を確保しようとする選択の余地がある）。つまり、極めて前近代的な構造を帯びている健康診断・事後措置と比較すれば、ストレスチェックは労働者にとって格段に現代的な（先進的な）制度であると「プラスに」評価することもできる。

■不利益等の考慮と自己選択権

ここで問題になってくるのが、制度に関連して声高に叫ばれる「労働者の不利益への配慮」である。本来、労働者に受検等に関する自己選択を認める以上は、その判断に対し一定の責任を自身が負うこ

とも仕方のないことである。しかしながら、ここで安衛法の前近代的な性格が前面に出てしまった。労働者に精神的健康の維持管理に関する自己選択を認めながらも、一方でその責任は企業が負う構造には制度上は何も手は加えられなかった。したがって、この大きな課題の解決は、衛生委員会における調査審議事項の一つとして、個別の企業と労働者との間に丸投げされたと認識する必要があろう。

■**労働者の健康管理における自立**

　要するに本制度が労働者のためになるかどうかのキーポイントは、労働者自身が健康管理において自立するかどうかにかかっている。これまで同様、責任は事業者に負わせる構造のままでストレスチェック制度の実施に及べば、利益を得るのは「高ストレス・低負荷」労働者だけであって、極論すれば不誠実な労働者に疾病利得を与えるだけの結末になりかねない。「きちんと労働契約分の労務提供をすること」、「きちんと自らの精神的健康に関する健康管理を事業者の費用負担のもとに実施すること」、このように労働者が自立するならば、「高負荷」労働者の無用な負荷を減少させることができ、本制度が労働者にとって真に役に立つものになりえるのである。

第2章　ストレスチェック実施方法の秘策

第1節　6つの重要基本方針

■方針策定における基本的立場

　方針を策定する上でもっとも重要なことは、**これまでの健康管理の延長線上で考えないこと**である。換言すれば、前章で説明した「医療的」健康管理ではなく、「業務的」健康管理を基礎にするということでもある。それゆえ、一朝一夕で創りあげられるような簡単なものではないことに、まず留意する必要がある。本節において一から考え直した方針を提示するので、これらの方針をとりあえずは採用するか、あるいは気になる点があるならば一つずつじっくりと吟味してみて欲しい。

　もう一つ重要なことは、ストレスチェックについて「やりながら考える」という方法、すなわち事業者側からの「後出し」は厳に戒めるべきである。いったん（誠実かつ高負荷の）労働者に対して、不公平な取扱いをしてしまえば、後で過ちに気づいたとしても適切に処遇し直すことは極めて困難になる。したがって、十分すぎるほど事前に検討することが望ましい。

　そして、実務上のポイントとしては、これまでの健康管理との「違い」を明確にするためにも、ストレスチェック制度に関する社員説明会は、保健師等の医療職が実施するよりも、人事担当者（あるいは顧問の社会保険労務士等）が実施するのが良い。その方が、労働者がこれまで同様に「会社にお任せの受け身的健康管理」としてストレスチェック制度を捉えてしまうのではなく、「自分の健康管理は自身で主体的に行う」ことを考えるきっかけになるのではないだろうか。

方針 1　「高ストレス」対策ではなく、「高負荷」対策を行う。

　いつからストレスは職場の悪者になってしまったのであろうか。常識で考えても、「高ストレス」といっても、そのなかには「**良い高ストレス**」と「**悪い高ストレス**」があることは明らかである。前者は、たとえば大きなプロジェクトのリーダーとして今まさに最終局面にあるような場合である。ストレスが高いことは言うまでもないが、自身の今後のキャリア形成に役立つ克服すべき良いストレスであろう。

　では、「良い」か「悪い」かはどのように判断すれば良いのか。これこそ面接指導の申し出に対して、労働者の自己選択権が担保されていることの裏返しである。つまり、労働者が自らの価値観において「良い」か「悪い」かを判断すれば良く、事業者側が勝手に想像して一方に決めつけてしまうことは困難である（もっと言えば、時間の経過とともに変わりうるものでもある）。

　それゆえ、事業者としては本制度の実施・運用にあたり「高ストレス」対策は行わず（労働者の自主性に委ね、支援する立場に留める）、むしろ本制度創設の根源的な課題でもある、「**高負荷**」対策を行うとする。

　このように、本制度の実施にともなって事業者や上司が直接的に「高ストレス」を取り扱う必要はないし、またそうすべきでもない。扱うべきは、「高負荷」状態であり、労働者個人の高負荷状態と部署の高負荷状態の両方に対処すべきである。

方針 2　「個人向け」と「集団分析用」ストレスチェックを
　　　　　完全に分離して実施する。

　本制度にあっては労働者に受検の自由、結果情報提供の自由が担保されている。逆に言えば、健康診断のように事業者が受

診を命ずることも、受診結果を勝手に把握することもできない。
　一方で、「個人向け」では自主性を尊重するとすれば、当然のことながら、これまでの健診のように100％の受検を目指すという考え方は必ずしも目標ではなくなる（ストレスチェックとは異なる手段を用いて精神的健康を維持するという労働者の自己選択を尊重する）。しかし、「集団分析」を部署間比較に用いるのであれば、受検割合が低く欠損の多いデータには意味がない。考えてみればわかるように、義務関係が大きく異なり、また目的も異なる二つの（個人向けと集団分析用）ストレスチェックを同時に行うことに無理があるのは明らかである。
　したがって、これらは完全に分離し別々に実施する。ただし、同時に実施するパターンと比較して2倍以上のコストが生じるということでは企業にとっては検討の余地もない。この点については、コラム2（39頁）で解決法について説明する。

方針 3　個人向けストレスチェック実施方針

　今回のストレスチェックを真の自己健康管理へと転換していくうえでのスタート地点と捉え、可能なかぎり事業者側からの介入は控える。より具体的には、受検の自由、結果情報提供の自由を最大限尊重し、ストレスチェックの機会を提供すること、面接指導の申し出に対応すること、事後措置を実施することのみを事業者の役割とする。これら以外については、受検勧奨等を一切行わず、労働者の自己選択権に配慮し、健康管理を主体的に行える労働者の成長過程を見守る。
　なぜならば、従来の職場におけるメンタル対策でも、そもそも就業に支障を来す状態に対しては、あえてストレスチェックを実施するまでもなく対処が求められていた。つまり、本制度

で対象となる「高ストレス」状態には、客観的に把握可能な就業上の支障はともなっていないことが要件となる。ここで視点を変え労働者側から見てみる。業務上の支障を生じていないにも関わらず、自分の「高ストレス」状態に対して上司や事業者からとやかく言われる筋合いはない。むしろ、「克服すべく努力する」か「いったん撤退する」かの自己選択権があり、制度として労働者に結果報告の自由が担保されていることと整合する。したがって、事業者として「面接指導の申し出」があるまで受検勧奨等を何もしないとしても、制度として想定された対応であると言える。

　まとめると、検査の実施（第2節1）に関しては実施業者との間で24時間365日、好きな時に好きなだけストレスチェックが受けられるサービス契約を締結し、労働者は年に1回分だけは結果を当該実施業者に「送信」する。事業者としては、面接指導の申し出がない限りは特に何もしない。面接指導の実務については、第2節2において説明する。

方針 4　集団分析用ストレスチェック実施方針

　集団分析用ストレスチェックは業務の一環として（個人向けストレスチェックとは別の機会に）実施する。回答は無記名（部署のみ特定）で全員に実施し、「集計された」データのみ実施者から取得する。何らかの形で個人を推定できるような「分布」データは取り扱わず、平均値のみ取り扱う。また、職場環境改善は必ずしもストレスチェック制度の中で行うものではなく、日頃から当然に行うべきものとして捉え、それゆえ、ストレスチェック結果にもとづき環境改善を考えるという時間的順序ではなく、むしろ日頃の環境改善の達成度合いをストレスチェッ

クにより確認し、部署間で比較するという考え方をする。

確かに個人に対する「高ストレス」ではなく、職場単位での「高ストレス」に対しては対応しても良いと思うかもしれない。しかし、そもそも医療の素人である事業者や上司が直接的に「高ストレス」を緩和する対策を実施したとして、もし「悪化」した場合の責任はどこに生じるのか。このことを考えれば、事業者等としては職場の「負荷」状態の改善を行い、結果としての「ストレス」状態の変化を観察するという一歩引いた態度が正解となろう（負荷は操作するが、ストレスは操作しない）。

方針 5　事業者の責務

個人向けストレスチェックに対しては、医師の面接指導にもとづく措置を行う。ただし、この措置の範囲は事前に労使協議のうえで決定した内容とし、医師の自由な意見は聴取しないものとする。また、個人を対象とした職場環境改善は、事後措置としては取り扱わず[2]、職場環境改善は原則として部署への日頃からの対策としてのみ実施する（集団分析に対応する事業者の責務とみなす）。労働者個人からの環境改善提案は、稟議書形式をもって受領し、適切にこれに対処する。

本制度にあっては事業者としては既に述べたように「高負荷」状態に対する事後措置に焦点をあてて実施するものとし、労働者個人の「高ストレス」状態については、その対処も労働者自身に委ねる。ただし、労働者からの申し出そのものは「高ストレス」状態ゆえに行われることになるので、ここで負荷状態を明確に二分する必要が生じる。つまり、「高負荷・適正負荷」または「低負荷」である。

2　高尾総司「健康管理は社員自身にやらせなさい」133頁（保健文化社）

- 高負荷・適正負荷労働者に対する措置

    負荷の適正化が事業者の「義務」としての措置である。具体的には、たとえば以下のような措置を提案する（詳細は第２節３を参照）。

    ①一定期間の時間外労働への配慮（時間外労働を行わせない）
    ②上司、人事との業務負荷についての定期的な確認の機会の提供

    なお、措置は有期限であることが必須であり、一定期間経過後には自動解除できる程度までが、本制度で対応可能な範囲と言えよう。対応範囲を超える場合は、療養に専念させる等のいっそうの措置を検討する必要がある。

- 低負荷労働者に対する措置

    低負荷状態は、単なる「主観的高ストレス」状態ではなく、「高ストレスによってすでに精神的不調の兆候が顕在化した（誠実に履行しようとしているにも関わらず業務成果があげられない）」状態であったと事後的にみなされる可能性を念頭におく必要がある。事業者としては「大幅な業務負荷軽減」をするかどうかを検討することになる。つまり低負荷労働者への措置は、軽度の（中途半端な）軽減ではなく、「大幅な軽減」、つまり労務提供を免除し、身分を保障したまま療養の機会を与えること（病気欠勤・休職等）以外にないのである。

    これらの点は極めて重要であるので、事前に衛生委員会等において労使で十分に協議のうえ、決定された方針については労働者に周知しておく必要がある。

ストレス チェック結果	職位に対する 業務負荷評価	定型措置（配慮）の内容
労働者の主観	事業者による 客観評価	事前に決めておくことが重要
高ストレス	高負荷 または適正負荷	一定期間・一定程度の業務負荷軽減 例）2週間の時間外ゼロ期間の設定
	低負荷	大幅業務負荷軽減 例）労務提供の完全免除（療養）
低ストレス	評価不要	措置不要

方針 6　経過措置

　ただし、これまで健康診断・事後措置において、特に労働者の主体性を損ねかねないような極めて過保護とも言える健康管理を行ってきたことに鑑み、労働者の完全なる主体性にもとづく個人向けストレスチェックの実施には、一定の猶予期間を設けながら望ましい状態に到達していくことも考慮する。

　具体的には、各社の事情にも依存するが（もちろん、事前の労使協議にもとづき）、たとえば受検状況のみ実施者より情報提供を受けて向こう2年間は受検勧奨を行うとか、人事課宛の面接指導の申込みは躊躇する労働者がいるかもしれないので初年度に限り申込み先を健康管理室保健師にするといった「優しい」対応を、一定期間は継続するということである。

		実施手順
▲	従来の延長線上 ストレスチェック制度を健康診断事後措置と同様に運用した場合	ストレスチェック実施 　→受検勧奨、面接の申し出勧奨 　→（医療的健康管理にもとづく）医師面接指導 　→当該労働者のためだけの事後措置 　→周囲の過大な負担が発生する
○	過渡期	ストレスチェック実施 　→個人を特定せずに業務負荷評価実施 　→事前に措置の範囲をある程度までは決定しておく 　→医師面接指導 　→原則として定められた範囲の事後措置
◎	向かうべき将来像 労働者の健康管理上の自立にもとづくあるべき姿	日頃からの適正な労務管理（適正な業務負荷評価と業務上の指導等） 定型措置に関する労使合意 ストレスチェック実施 　→（業務的健康管理にもとづく）医師面接指導 　→定型事後措置 または ストレスチェック実施 　→人事課に申し出 　→定型事後措置

第2節　個人向けストレスチェックの実施方法

第2節　1　検査の実施

■受検の「機会を与える」とは

　本ストレスチェック制度では、事業者にはストレスチェック実施

義務があるが、労働者には受検義務がない。これは一般定期健康診断において、事業者に実施義務がある一方で、労働者にも受診義務がある構造とは大きく異なる。したがって本制度における事業者義務の履行は容易ではない。本制度の説明会にあっても、事業者に課せられた「実施義務」に関する質問に対しては、「労働者に受検の機会を与える義務」であって、「労働者の受検を完了させる義務」ではないとの回答が強調されている。

　これらの状況を鑑みると、事業者として個人向けストレスチェックに関して「やらなければならない」ことは、以下の3点に整理できる。

❶	実施業者（実施者含む）と契約を締結し、労働者がストレスチェックを受けることができる体制を整える	（第2節1）
❷	労働者からの申し出があれば、医師による面接指導を実施する	（第2節2）
❸	医師の意見を勘案し、事後措置を行う	（第2節3）

■ 24時間365日、何回でも実施

　個人のストレス状態が日々大きく変化することは、特別な医学的証拠など持ち出さなくても、自らの経験から十分に理解できよう。それゆえ、制度で規定される「1年以内ごとに1回」の実施は、正の側面をみれば、これまではなかった機会が「最低でも年に1回」確保されたと言えるが、負の側面をみれば、「たった年に1回」の実施で労働者の1年間のストレス状態を適切に反映できるとは、およそ想像がつかない。

　つまり、コストの問題を解決する必要はあるが、少なくとも一般的なWEBシステムなどを利用する限り、「チェックそのもの」に要する費用は大きなものではなく（セキュリティを確保したデータ

保管には一定のコストを要するものの)、24時間365日、労働者が必要と考える時に何回でも受検できる契約もさほど難しいものではないと思われる。もちろん、厚労省の「5分でできる職場のストレスセルフチェック[3]」を利用するよう推奨して、何回でも受検できるようにしておき、安衛法で規定される1回分のみ契約業者のWEBシステムを用いるという方法でも差し支えない。

■結果の送信、データ保管

既に述べたが、データ保管にはコストを要することは避けられないし、実施者としても、たとえ形式的でも何度も「高ストレスか否か」の判定を行うとなれば、さらに費用がかさむことになってしまう。それゆえ、チェックそのものは労働者が何回でも受検できる体制とするが、その中から労働者が選択して「年に1回」データを実施者に対して「送信する」形式を採用することが想定できる。

ここでも労働者の自主性および自己選択が重要になってくる。つまり何回もストレスチェックを実施することで、自らの生活や業務の状況と対照したストレス状態の変化に「気づき」、それによって一定の範囲で自らストレスに対処していくことも求められる。そのなかで、どのデータを実施者に送信するかについても、労働者が自ら判断することになる。もちろん、単にストレスチェックの実施に留まらず、自身のストレス状態についてどのように解釈し、どのように対処(データの送信、事業者への面接指導の申し出など)すべきかについて相談できる体制についても、事業者側が費用を負担して整備することには検討の余地はある。

■受検状況の把握、勧奨

結論としては、事業者として受検状況は一切把握しないし、した

3　http://kokoro.mhlw.go.jp/check/index.html

がって受検勧奨もしない。しかし、二つの点について考慮が必要となる。一点は、後に詳しく検討するが労働基準監督署への報告に際して、「受検者数」そのものは把握しなければならないことが挙げられる。もう一点は、これまでの労働者庇護的な医療的健康管理にあって、労働者自身が「事業者に督促してもらう」ことに対して、慣れっこになってしまっていることに対する経過措置をどう考えるかである。

特に後者の点を加味して、一般的な状況における結論は、「労働者個人の受検状況は一切把握せず、それゆえ個人に向けた受検勧奨もしない。ただし、向こう２年間は実施者より受検状況の報告を受け、実施者からとは別に事業者からも１回だけ勧奨を行う」といったものに修正する（期間や回数は労使協議で決定すればよい）方法になろう（方針６に示した経過措置の一つであろう）。

■高ストレス判定基準

高ストレス者の判定そのものを工夫することにはあまり意味がない。なぜならば、厚労省実施マニュアル（５頁）でも指摘される通り、回答は労働者自身によって操作可能だからである。したがって、判定基準はマニュアル（35頁）に示された基準をそのまま採用すれば良い。

---

① 調査票のうち、「心理的な負担による心身の自覚症状に関する項目」の評価点数の合計が高い者
② 調査票のうち、「心理的な負担による心身の自覚症状に関する項目」の評価点数の合計が一定以上の者であって、かつ、「職場における当該労働者の心理的な負担の原因に関する項目」および「職場における他の労働者による当該労働者への支援に関する項目」の評価点数の合計が著しく高い者

本書では上記の①を推奨する。つまるところ、この判定基準が「高ストレス者」の定義にもつながるわけであるが、①の場合はいわゆる「ストレス反応が高い者」とシンプルに位置づけることができる。一方で②を採用してしまうと、「ストレス反応が高い者」に加えて「ストレス要因が高く周囲の支援が低い者」も含まれることになり、「ストレス」と言ったときに、「ストレス反応」のことなのか、「ストレス要因」のことなのかを区別する手間が生じる。もちろん、実際には「ストレスの要因」とは言っても労働者本人の主観を尋ねているに過ぎないわけであるから、本書で説明する事後措置や対策に関しては②の基準を用いたとしても同様に適用はできるが、多少なりとも複雑になることは間違いないので当面の間は①の基準で運用すれば良いだろう。
　また、数値基準に加えて、実施者が「最終的に判定」することも明記されているが、こちらもあまり深く考える必要はない。定期健康診断における医師の診断と同程度の確認で十分であろう。もちろんこの点についても、猶予期間を設けても差し支えなく、当初は実施者が労働者保護的な「判定」を行うことがあっても良い。

■高ストレス判定者の把握

　労働者の不利益に配慮しつつ、同時に事業者が高ストレス判定者の把握を行うことは、不可能であると断言しても良い。人事部長等が高ストレス判定者を「知ってしまえば」、何らかの形で「言動」に反映される可能性がゼロではなくなる。たとえば、高ストレスであるA社員に対して、上司のB課長が少し荷の重い（業務上の必要性はあるにせよ）業務を命じようとしている状況を知り、やむにやまれずB課長に理由は述べずに「A社員にその仕事は命じない方が良い」といった善意の対応を人事部長が行ったとする。A社員自身はその仕事を前向きに引き受けようとしていたにも関わらず、他の

同僚に割り振られるようなことにならば、「ひょっとして先のストレスチェックで自分が高ストレスだったからではないか」と不信感を抱くことになる。ここでＡ社員が、一連の対応を「不利益取扱い」と言いたくなる気持ちはわからないでもない。なんとかして高ストレス判定者を把握しようとすることは、良好な労使関係にある企業においてさえ、無駄な対立を生み出しかねないと懸念する。

　ただし、労働者自身が（事業者費用で）外部の専門家に相談するなどしたうえで、自己選択にもとづき、高ストレス判定結果を事業者に通知するなら話は別である。

■面接指導の申し出の勧奨

　高ストレス判定者の把握をしないということは、当然に面接指導を申し出ない労働者に対する勧奨も必要ない（できない）ということになる。

■労働者が利用できる「支援」リソースの整備

　本書の提案内容に従えば、受検状況の把握もしなければ、受検勧奨もしない。高ストレス判定者の把握もしなければ、面接指導の申し出勧奨もしない。もちろん、労働者が十分に制度を理解し、また自らのストレス状態についても認識しているのであれば、それ以上は余計なお節介というものである。しかし、現状の労働者の健康管理に対する知識や実践スキルが十分にあるとは言えない点を踏まえれば、「事業者（産業医等、純粋に外部と言い切れないリソースも含む）」が**直接的に**関わりを持つのではなく、完全に「外部」において相談できるカウンセラーや精神科医師との契約という形で、**間接的に**労働者のこれからの自立を支援することはまったく問題ないし、費用面で許されるならば、体制を整えておくに越したことはない。ストレスチェック実施業者が、WEBシステム等ストレスチェッ

クを労働者が受検できる体制だけでなく、相談部分も請け負ってくれるのであれば、委託を検討すれば良い（別々に委託する場合と比較して、質とコストの評価を十分に行う必要はあるが）。

　また、事前に個別に協議する必要はあろうが、各地にある産業カウンセラー協会の事業所訪問形式ではなく、相談室来室型のカウン

---

column 1．どうにか、本制度を役立てるために

　本制度に対して、「本当に役に立つのか」という質問が非常に多いことは大変興味深い。確かに、制度の成立過程における紆余曲折のために、「いったい何のためにこんなことをするのか」という目的が見失われてしまったことも一因であろう。それゆえ、その意味でも純粋な目的に立ち返ることで、制度そのものは一事業場が勝手に変更できないにせよ、目的にそった運用を行うことは検討できる。

　本来の目的は「労働者の自殺者を減少させることであった」という表現で、大方外れていないと言えよう。この目的を達成するために、企業ができること（かつ、やらねばならないこと）は、二つある。(1) 高負荷労働者の負荷軽減、(2) 高負荷職場の負荷軽減（環境調整）である。これらは似ているようで大きく異なる点もあり、少なくとも目的を達するためにやるべきことは、相当に変わってくることから、「個人向けのストレスチェック」と「集団分析用のストレスチェック」を完全に分離せよと提案している理由の一つなのである。

セリングの枠を利用して、労働者の自己選択を支援するような相談に応じてもらうことも一案であろう。

■結果の保管

　結果の保管は、原則として実施者に委託してしまうのが良い（サーバーのセキュリティレベルの維持も含めて）。確かに、社内に実施事務従事者を設定すれば、表面的には事業者は知ることなく、保管

---

column 2．受注業者がいない！

　個人向けストレスチェックと集団分析用ストレスチェックを分離することは、費用の問題さえなければさほど反対するようなことではないと思われる。現状の問題点としては、新たなビジネスチャンスのような側面が無視できなくなってしまい、そのせいもあってか「売りたいものを提供する」実施業者が少なくないような印象がある。大切なことは、本書を熟読して十分に検討のうえ、自社の運用体制を決定し、そのうえで必要な部分を受託してくれる「優良な（そして目的を共有することのできる）」実施業者を選定することである（もちろん運用について実施業者に明確に指示する）。

　本書の作成過程において、ストレスチェック提供側ともいろいろな意見交換を行う機会があった。その中で、上記のような運用について相談できる業者について、巻末に資料編として掲載したので参考にしていただきたい。

することもできるように思うかもしれない。しかし、これも高ストレス判定者への不利益の際に説明したことと同じような悩ましい局面が避けられないし、何より実施事務従事者に自らの業務範囲を明らかに逸脱しているとしか言えないようなジレンマを与えることにも問題がある。

ただし、本人が事業者に結果を通知して欲しいと希望する場合には、当然に事業者（実施事務従事者）において、保管をすることなる。

第2節 2 面接指導の実施

■面接指導における自己選択

本方式では、面接指導においてもしっかりとした情報提供にもとづき、労働者自身による自己選択が重要になってくる。ここで検討する「選択肢」について列挙すれば、

❶簡易版の医師面接指導
❷詳細版の医師面接指導
❸事後措置先行・事後承諾版の医師面接指導
❹事後措置を希望しない健康相談

となる。これらの中から、自らに必要なものを労働者が適切に選択できるように構成する。

■事業者による負荷評価（シンプル版）

労働者がいずれの選択をするにせよ、極めて重要な判断のポイントに関わってくるのが、当該労働者の負荷状況の評価である。もちろん、過重労働面談の際の勤務状況評価のように詳細に聴取して評価することも考えられるが、ストレスチェック制度における評価としては、事後措置実施までの期間を短縮するためにも、シンプルなものが適しているのではないかと考える。

また、負荷評価は直属の上司が行うことになるが、上司の立場からは、当該労働者が高ストレスであり、医師による面接指導を希望したことを「先に」聞かされてしまうと、適正な評価がしにくくなる面があることは否定しがたい（平たく言えば、あまり負荷のかかっていない部下であった場合にも、低負荷であると回答しにくくなる）。

　そこで、以下のような方法を提案する。まず上司は人事課から申し出た労働者が誰であるかを知らされずに、およそ高負荷２割、低負荷２割の分布（分布そのものの調整については人事課と協議）を目安として上司が高負荷労働者・低負荷労働者を決定する（直裁的には決めづらい場合は、部下を負荷が高い順番に並べる）。人事課は、上司が作成したリストと申し出のあった労働者を突合し、高負荷、適正負荷、または低負荷を判定する。

■負荷と選択肢の兼ね合い

　既に紹介した選択肢について、すべての労働者にすべての選択肢を認めるという方式は、あまり賢明とは言えない。つまり、「本ストレスチェック制度によって、『高負荷労働者』対策を事業者として行う」という方針については、既に確認した通りであるが、これを実現するためには、高負荷の労働者ほど自己選択の余地が大きい仕組みを設けることが望ましい。

　したがって、たとえば高負荷労働者の場合は前記の❶から❹のすべての選択が可能とし、適正負荷労働者および低負荷労働者の場合は❸以外とするなどである（また、第２節４で詳細に説明するが、高負荷・適正負荷労働者の場合と低負荷労働者の場合では、そもそもの措置の内容を変えることも重要である）。

■簡易版面接指導と詳細版面接指導

　簡易版では、第2節4で後述するように事前に労使協議によって定めた「定型」の措置を行うかどうかだけを判断する簡単な内容に留める。具体的な所用時間については、面接する医師の時間的余裕にもよるが、5分もあれば十分であろうと考えている。

　一方で、労働者側からみれば「定型」措置の実施の有無しか選択の余地がないということには、やはり抵抗もあろう（あるいは、産業医側からしても、「定型」措置だけでは、労働者に十分な配慮を実施できないのではないかと懸念するかもしれない）。それゆえ、詳細版の面接指導の選択肢も用意する。なお、詳細版の内容は、基本的には、既に多くの企業で健康管理の仕組みの中に装備されているはずの「過重労働面接」の枠組みをそのまま流用すれば足りるはずである。いくら、ストレスチェック制度が新しい仕組みであるといっても、そのためだけに全てを再設計しなおす必要まではない。従来の健康管理の中で使えるものは利用すれば良いだろう。なお、念のため補足しておくが、過重労働面接に対する措置としても、いわゆる医療的健康管理にもとづく方法ではなく、業務的健康管理にもとづく方法として一貫性を保つようにしないと、ストレスチェック制度に伴う様々な問題点が未解決のままとして内在されてしまう点には注意が必要である[4]。

■面接と指導の分離

　嘱託産業医の一部から、ストレスチェック制度にもとづく医師の面接指導を担当したくないとの話も聞かれる。精神科を専門としない医師の場合、「指導」は、確かに専門外であるとも言える。しかし、

---

[4] 医師向け面接指導マニュアルでも、過重労働面接との一定の「相互乗り入れ」が図られたが、この点を十分に勘案されたものかどうかには十分な注意が必要である。

一方で「就業上の措置に係る意見を述べること」は、診療上の専門科目の問題ではなく、産業医学を専門とするかどうかの問題であり、産業医としては当然に担当すべきである。

　そこで、この問題を解決するため、事業者が就業上の措置を決定するための「面接」と、高ストレス解消のための医学的「指導」を分離することを提案する。前者は産業医が担当するが、後者については、事業者が市中の精神科医やEAP（Employee Assistance Program）等と契約して、専門の医師による指導が受けられる体制を整えれば良い。

　また、分離して実施することが可能になるので、「面接」と「指導」も労働者の自己選択権を尊重し別々に選択できるようにする。このことは迅速な措置を実現するという点でも重要な意味合いを持つ。つまり精神科医のリソースは相対的に少なく、「指導」については、労働者がこれを受けることができるまでに相当のタイムラグが生じる可能性がある（もちろん、ここでも労働者自身が「指導」を待たず、保険診療の枠組みで自ら受診するという選択肢がある）。一方で、既に述べた簡易版面接の選択肢があることで、措置の要否の決定までのタイムラグは最小限に抑えることができるように構成されているのである。

■**事後承諾版（高負荷労働者のみ選択可能）**

　簡易版であっても、嘱託産業医の場合、月1回しか機会がないわけであるから、タイムリーな面接の実施は容易ではない（これに対して、産業医側の臨時訪問という形で対応しようとする企業の考えは、誤りとまでは言えないが、少なくとも優秀な産業医に対して要請するような内容ではなく的外れである）。

　そこで、状況を再度整理するならば、高負荷労働者に対して2週間程度の時間外労働の免除という事後措置を実施することに対し

て、そもそも医師の要否判断が必要なのかという問題に立ち返ることができる。つまり、事業者および上司からみて、高負荷であることが明らかである労働者が、自らの自己選択にもとづき措置の実施を希望するのであれば、まず労務管理の一環として措置を実施し、その「後」で医師の意見の確認を行うとしても何ら問題ないわけである。

　また、さらに言えば、この場合、簡易版等と同様に、「面接」と「指導」を分離することは当然として、労働者が希望するのであれば、最初から「面接」そのものを選択しないことが可能であっても、何ら差し支えないだろう（高負荷労働者に対する純粋な労務管理対応として行うと考えれば不思議はない）。そもそも、労務管理の視点から、ストレスチェック制度を「高負荷者」対策として実施するという枠組みの中では、仕組みそのものを構築する段階にあって医師の意見を尋ね、仕組みに反映させることが重要であることは否定しないが、特に疾病を予見させるような症状があるわけでもなければ、業務に支障を生じているわけでもない個別の労働者に対する「労務管理的」業務負荷軽減に対して、医師に意見を求める意味があるのだろうか。もちろん、措置を実施しない場合には、事業者と上司の判断だけでは心許なく、医師に対していわゆるドクターストップしない（措置を実施せず通常勤務に従事するとしても、特に健康に懸念が生じるおそれがあるとまでは言えない）ことを確認する必要が生じる。しかし、逆の場合、つまり措置を実施することに対して、医師の側からあえて「措置は不要である」という意見を述べる意味もなければ、医師自身のリスクマネジメントの面からも述べるべきでもない。

■ （情報提供しない場合の）健康相談
　これまで紹介してきた事後措置の実施を前提とした医師の面接指導に際しては、どうしても当該労働者の業務上の負荷評価が必須と

なってくる。かかる負荷評価は、どうにも残酷なもので、明らかな低負荷労働者に対しての配慮までは不要かもしれないが、境界領域に位置する労働者にとっては、受け入れにくい場合があるかもしれない。たとえば、中期におよぶ主観的高負荷状態の持続により、結果的にそのままのペースでの業務継続が困難となり、少々ペースダウンした労働者の場合、直近の期間で判断すれば、自己評価よりもランク下の「負荷」という評価になることもあろう。しかし、当該労働者からすれば、「こんなにもがんばってきたのに」という思いが生じることにつながりかねず、これも無用な労使の対立を生じさせる要因になる。

そこで、外部にだけではなく、社内にも負荷評価を同時に行わずに、相談できる選択肢もあった方が良いことになる。しかし、この選択肢のために新たな枠組を設ける必要はなく、従来から行われていた本人からの産業医や産業保健スタッフへの相談と同じでよい。ただし、配慮に関して通常の労働契約の範囲内にとどめるという制約は忘れてはいけない。

第2節　3　事後措置の実施

■事後措置といっても、後から考えるのではない

「事後」措置とはいっても、健康診断同様に結果を確認した「後で」どうすべきか考えるのは望ましくない[5]。あくまでも、どのような措置を実施するかは「事前」にしっかりと決定しておく必要がある。事前に決めることによって、措置そのものの柔軟性の点で見劣りする側面は否定しがたい。しかし、そもそも職場は働く場所であり、労働契約の範囲を超えるような措置は選択肢に含める必要はないという意味において、制約があっても当然である。さらに労働者

5　高尾総司「健康管理は社員自身にやらせなさい」133頁（保健文化社）

自身が、自らの健康状態に応じて「(より柔軟な)措置」を申し出ることに何ら制約を加えるものではない。つまり、本制度の枠組みの外において、これまでと同様に産業医面接、措置の実施という形式を確保しておけば良いだけである。

■**個人対象の「定型」措置**

　個人向けストレスチェックに対しては、医師の面接指導にもとづき措置を行う。ただし、この措置の範囲は事前に労使協議のうえで決定した内容とし、医師には「定型」措置の実施の**要否を尋ねる**形式とする(「どのような措置が望ましいか」という尋ね方はしない)。なぜならば、安衛法そのものが「不完全労務提供」をも事業者に課すと解釈することができるような側面を持っていると言えるが[6]、これはあくまでも労働者に自己選択権を認めないことへの対価であったとみなすべきであろう。本制度では労働者に自己選択権が認められる代わりに、あくまでも完全な労務提供を前提とした措置を講ずることには、十分な合理性があると言える。

　また、**個人を対象とした職場環境改善は、本仕組みの中では取り扱わず、原則として職場を単位としてのみ実施する**ものとする(集団分析に対応する事業者の責務とみなす)。労働者個人からの環境改善提案は、稟議書形式で受領し、適切にこれに対処することで足りよう。

■**負荷評価の重要性**

　本制度にあっては事業者としては既に述べたように「高負荷」状態に対する事後措置に焦点をあてて実施するものとし、労働者個人の「高ストレス」状態については、その対処も労働者自身に委ねることになる。ただし、労働者からの申し出そのものは「高ストレス」

---

[6]　安西愈「親代わりの健康管理求める安衛法」(月刊総務)

状態ゆえに行われることになるので、ここで負荷状態を明確に二分する必要が生じる。つまり、「高負荷・適正負荷」、または「低負荷」である。

■**高負荷・適正負荷労働者に対する「定型」措置**
　具体的には、たとえば以下のような定型措置を提案する。

> ①２週間の時間外労働への配慮（時間外労働をゼロとする）
> ②定期的な上司、人事との業務負荷に関する確認の機会の提供

　なお、措置には期限があることが必須であり、おおむね２か月間程度が妥当ではないかと考えている。逆に言えば、３か月目には自動解除できる程度の配慮までが本制度で許容可能な範囲と言えよう（これを超える場合については、原則として負荷の大幅軽減、つまり労務提供の免除という措置しか選択肢は残されていない）。

【高負荷・適正負荷労働者に対する定型措置内容の例】
　１か月目：（前期２週間）時間外労働制限（時間外労働なし）
　　　　　　（後期２週間）時間外労働配慮（上司管理・本人意志確認）、
　　　　　　　段階解除
　２か月目：今後の業務負荷改善のための上司、人事との面接実施
　　　　　　（面接は０週目、２週目、１か月目、２か月目の４回）
　３か月目：完全自動解除

■**ストップ要件設定の重要性**
　わが国の労働者の場合、たとえ誠実であっても、時間外労働を含めてどうにか期待値を達成している状況にあることがある。そうした場合には、上記の措置を実施し、時間外労働を免除することで生

産性が目に見えて低下する可能性がある。このような時は、すでにそれまでの状態が「限界に近いものであった」と判断するほかなく、対応としては療養に専念することができる機会を与えることになる。つまり、この点がストップ要件における、当初1か月間の「業務遂行レベルが9割を下回る場合」の考え方である。

【ストップ要件の設定例】

> 以下に該当する場合には療養に専念することを事前に確認しておく。
> ・勤怠基準：当該期間中（2か月間）に遅刻・早退、欠勤、事前申請のない有給申請が1回でも認められた場合
> ・業務基準：1か月目：業務遂行レベルが9割を下回る場合
> 　　　　　：2か月目：業務遂行レベルが週ごとに平均10割を下回る場合

■低負荷労働者に対する「定型」措置

既に述べたように、本制度で検知され、労働者から申し出がなされる「高ストレス」状態については、客観的な就業上の支障をともなっていないことが要件となる。上司による業務負荷評価（および人事による検証）の結果が「低負荷」状態である場合、就業に支障が生じていたと事後的に評価されてしまう可能性を念頭におき、以下のように対応するほかない。労働者は単なる主観的「高ストレス」状態ではなく、「高ストレスによって既に精神的不調の兆候があったと事後的には判断されうる」状態であり、事業者としては「大幅な業務負荷軽減」を行う必要性がある。なぜならば、労働者は労働契約にもとづき誠実に業務を遂行することが前提であるにも関わらず、意図せず納期が守れないであるとか、質の点で水準を下回る業務しか遂行できていないとか、勤怠に乱れがあるといった状態なの

であれば、背景に（私傷病などの）やむを得ない事情があると考えるほかないからである。そうではなく、もし仮に労働者が就業上の支障を故意に生じさせているのであれば、事業者としては懲戒処分も検討するほかない。

つまり、低負荷状態の労働者への措置は「大幅な業務負荷軽減」、すなわち労務提供を免除し、身分を保障したまま療養の機会を与えること以外にないのである。

■低負荷労働者に対する現実的な措置対応の手順

結論として、療養が必要かどうかという点を判断することには変わりないのであるが、普通は低負荷労働者が前記のような措置を直接に希望することはあまりないと考えられる。むしろ、想定すべきはストレスチェック制度を労務管理の一環とし高負荷者対策として運用するとの説明等を十分に理解しておらず（あるいは主体的に聞いていない）、そのため世間一般の情報に影響され、単純に自身の業務負荷の軽減を求めて面接指導を希望してくるというケースであろう。

この場合は、現状の業務遂行状態を適切にフィードバックし、選択肢は「求められる水準で業務遂行する」か、「いったん療養を行うことで、求められる水準での業務遂行を可能にする」かのいずれかであることを明示する（それ以外、たとえば「現状の不十分な業務遂行状態を認める」といった選択肢はないということも説明すると良い）。多くの場合、前者を選択するものと思われるので、主治医意見書依頼文・様式（就業時）[7]を用いて、主治医受診にもとづき、「本来求められる水準での業務に従事したとしても、健康上の問題が増悪する懸念はない」ことを確認のうえ、就業継続させることになろう。

7　高尾総司「健康管理は社員自身にやらせなさい」77頁（保健文化社）

ただし、何らかの就業上の支障（勤怠、業務水準等）が認められた場合には、速やかに療養に専念してもらうことについて、事前にしっかりと確認しておくことが肝要である。つまり、これまで日頃の労務管理が適正になされていなかった（仕事ができていないのに、注意も指導もなされていなかった）ことへの代償として、事業者としては一手余計に要した後、結局のところは、「大幅な業務負荷軽減」、つまり療養に専念させるかどうかの判断を再びしなければならないことになる。

■対策→チェック→措置の順の重要性
　ここまで説明してきた定型の措置を合理化するには、事業者としても事前に十分な（相応の）対策や適正な労務管理を行っていることが重要になる。さらに言えば、個人の内面を対象とした「高ストレス者」対策の場合、チェック前に対策を実施することは容易ではない。健康診断のように、どうしても「診断→治療」の順に拘束されて、「事後」措置を待つほかなくなってしまう。
　しかし、「高負荷者」対策であれば、まったく状況は異なってくる。どの労働者が高負荷であるかについては、医師や医療職に尋ねる必要もなく、事業者や上司として把握可能であり、かつ日常的に把握しておくべきだからである。**事前に企業として日々の十分な対策を行い、それでも不足する分について労働者本人からの申し出にもとづき措置する**という方式は、極めて理にかなっていると言える。

■集団対象の対策
　個人対象の措置を積み重ねていけば、ある意味の集団対象の対策にもなりえる。しかし、個人措置を介さない直接的な集団対象の対策（＝環境改善）については3節で検討する。なお、安衛法に規定される「措置」としては労働者個人に対するものを想定し、集団分

析に対するものは措置ではなく対策とみなし事業者による就業環境管理の一環とする。

第2節 4 （事前）対策の実施

■（事前）対策は、適正な労務管理以外の何ものでもない

　ストレスチェックを実施する前に人事や上司が把握可能なのは、労働者のストレス面ではなく負荷状態である。わが国の就業環境の現状として、全体的に時間外労働を中心に高負荷状態であることが挙げられる。したがって、特に高負荷労働者に対して一定の負荷軽減を行っていくことが、事業者の役割として求められることは当然である。また、適正な労務管理の視点からは、低負荷労働者に対しては指導・支援と併行して基本的には負荷の適正化（＝負荷の追加）を行うことは避けられない。

　つまるところ、「日頃からの適正な労務管理」が重要であることは、特にストレスチェック制度を持ち出すまでもなく、やはり不可欠なピースとなるのである。

■事前に行うことの最大の意義①

　ストレスチェックを行った後であれば、どうなるのか想像してみよう。労働者自身が申し出ない限り、誰が「高ストレス」なのか上司が知り得ないことには変わりない。しかし、チェックを行ったことにより、「自分の部下のなかに高ストレス者がいるかもしれない」との疑念を払拭することができなくなってしまう。そこで、低負荷労働者への指導をしようとする場合に、「もしこの労働者が高ストレスだった場合に、負荷を増やすような指導をしても問題ないのだろうか？」という不安が頭をかすめることになる。つまり、**ストレスチェック実施は上司の適正な労務・業務管理の抑止要因になりう**

るということである。実施前であればこうした上司の労務管理の制約条件にならない（上司が適正な労務管理をしない言い訳にもならない）ことが理解できるだろう。

■**事前に行うことの最大の意義②**
　負荷と高ストレスの間には、負荷が要因となって高ストレスを生じるという方向性の関係だけでなく、逆の関係も念頭におく必要がある。つまり高ストレスが負荷（あるいは成果という表現の方が適切かもしれない）に影響を与えることもある。
　しかし、以下に示すようにすべての可能性を検討すれば、事前に対策を行うことで、「低負荷→高ストレス」の組み合わせを除外することができるようになる。つまり、「高ストレス者」対策は諦め、「高負荷者」対策のみを実施するという方針を正当なものとするためには、企業として事前に労務管理をきちんと行うことが必須なのである。

■**高負荷労働者への対策**
　＜対策一覧：A、B＞

	想定される状態	対策
A	高負荷→高ストレス	高負荷を軽減する
B	高ストレス→高負荷	高負荷を軽減する（健康障害が生じる予兆がある場合は、療養を命じる可能性を検討）

A：高負荷→高ストレス（→健康障害）の方向性への措置
　　この場合の対策は、高負荷を軽減することである。対策の実施により高ストレスの軽減も一定程度は期待でき、高負荷対策＝健康障害防止対策とみなせる。
B：高ストレス→高負荷の方向性への措置

この場合は、高ストレス→業務効率低下→時間外労働不可避（＝高負荷）という可能性を否定できず、したがって健康障害が生じる予兆をわずかでも認める場合は、躊躇せず療養を命じる覚悟が必要である点が大きく異なる。具体的には、措置時のストップ要件において、時間外労働を免除した場合に目に見えて成果が低下する場合と同様である。ただ結局のところ対策としてはＡと同じで、高負荷を軽減させるほかない。

■低負荷労働者への対策
＜対策一覧：Ｃ、Ｄ＞

	想定される状態	対策
Ｃ	低負荷→高ストレス	日頃からの適正な労務管理で対応
Ｄ	高ストレス→低負荷	大幅な業務負担軽減（病気欠勤、病気休職）

Ｃ：低負荷→高ストレスの方向性への措置

　　日頃からの適正な労務管理を実施し、そもそも労働者の「低負荷」状態を解消することで、この可能性を除外することができるようになる。したがって、この組み合わせは検討しない（あえて労働者目線でこの組み合わせに意味を与えるならば、「職場におけるいじめ」円卓会議ワーキング・グループの示した類型のうち、「過小な要求」（業務上の合理性なく、能力や経験とかけ離れた程度の低い仕事を命じることや仕事を与えないこと）に該当するということになり、負荷を増加させる日頃からの労務管理が合理的な対策となる）。

Ｄ：高ストレス→低負荷（→健康障害）の方向性への措置

　　すでに説明してきたように、上司による適正な労務管理のもとであれば低負荷というよりは低成果とみなすべきであり、健

康障害の発生を予見すべき業務上の支障を生じている状態として対処を求められることは避けられない。予見可能ゆえ、高負荷労働者への対策と比較してもいっそう大幅な業務負担軽減が求められることになる。ここで本方式のなかでは、自己選択権の担保の対価として不完全労務提供を許容しないとした点を思い出して欲しい。大幅な業務負荷軽減とは、すなわち労務提供の「全」免除であり、具体的には病気欠勤や病気休職を許容するということになる。

■安全配慮義務との関係

安全配慮義務との兼ね合いで整理しなおせば、Bへの対策は「過重な業務に就かせないようにするとか、業務を軽減するなどの配慮」（システムコンサルタント事件）である。一方でDへの対策は「休養をとらせる、あるいは支援体制を組んで本人の業務量を調整するなどの措置」（電通事件）、「休職を命じるか、あるいは大幅な業務負担の軽減を図るなど、十分な休養をとらせる義務」（十全総合病院事件）と対比することができるかもしれない[8]。つまり、負荷軽減の「程度」の問題としてみたときに、Dの方が、「大幅な」負荷軽減を求められると整理でき、それゆえ選択肢として「療養に専念させる」かどうかを検討することに何ら不自然な点はないということである。

■業務負荷軽減ではなく業務負荷平準化が必要な組織の場合

ここまでのところは、ある程度は業務負荷「軽減」が組織全体として実行可能である場合について論じてきた。しかし、現実には自治体などのように、そもそも全体としての業務負荷軽減を行う余地がない場合もありえる。だからといって、高負荷労働者の負荷を軽

8　高尾総司「安全配慮義務に対する大いなる誤解」（健康管理 2014 年 10 月号）

減しなくて良いという根拠には一切ならない。そうであるならば、高負荷労働者の業務負荷軽減の余地をどこから捻出するのか。言うまでもないが、低負荷労働者への日頃の適正な業務上の指導にもとづき、低負荷労働者を適正負荷労働者とすることで、何とかして高負荷労働者の業務負荷軽減を行う以外に方法はない。

つまり、こうした業務負荷平準化しか選択肢が残されていない組織にとっては、ストレスチェック後の事後措置よりも、チェック前の「対策」の方が、はるかに重要であるということに気づくことができる。

■むしろ、やりがい構築？

もっとも、負荷と（高）ストレスはそもそも関係がない場合もある。というよりも、現実的には、その方が多いといっても良いのかもしれない。つまり、自分の仕事が自身のスキルにマッチしたものであり、かつ業務の進捗も良好なときであれば、少々の高負荷など、何らストレスになるものではない。

したがって、事業者が行うべき対策としては、単純な負荷の軽減という視点よりも、「やりがい構築」のような対策のほうが重要であると言える。ただ期間的な視点から整理すれば、要するに負荷軽減が「短期的（に効果を期待する）」対策であり、一方でやりがい構築は一朝一夕になし得るものではないことから「中期的」対策であるという意味において、これらは相反するものではなく、いずれも必要なものである。

なお、「やりがい構築」については、ここで簡単にまとめることができるようなテーマではないことから、本書ではこれ以上の言及は避ける。

第2節 5　実務のポイント

■様式・説明文等による実施業者管理の重要性
　本制度の創設にともなって、様々な業種からの参入があるようである。しかし、現時点での危惧として、制度そのものへの理解が十分とは言えない印象も拭えないし、さらに言えばわが国の職場の健康管理の大局を理解している業者は皆無と言って良い。換言すれば、本書で提案するようなシンプルではあるが、ある意味、非常に精緻な方式での実施に対応できる実施業者はほとんどないだろう（期待できる実施業者は資料編参照）。それゆえ、事業者としてストレスチェック実施業者を選定する際には、「お任せ」にするのではなく、要所についてはしっかりと手綱を握る必要性がある。
　具体的には、事業者としての責務に関連するポイントについては、実施業者の用意する出来合いの様式ではなく、事業者が自ら検討のうえ作成した様式（第2節6参照）に差し替えることが重要であろう。こうした管理によって、外注によるストレスチェック実施と、その後の社内における面接指導や事後措置の整合性を図ることができる。

■労働者間における取扱いの「差」への対処の必要性
　労務管理の一環として個人向けストレスチェック制度を運用する場合の重要な注意点として、「差」の発生について考慮する必要がある。たとえば、高ストレス判定者として申し出をすることで、措置の実施に際して「ストップ要件」が設定される。適切な労務管理にもとづきストップ要件が執行されると、労働者本人が望まないにもかかわらず療養を命ぜられる状況が生じることになる。
　一方で、申し出をしない労働者に対してルーズな勤怠管理しか適

用できていない場合、「申し出そのものに対する不利益」とまでは言えないにせよ、「申し出ることで、結果的に不利益が生じる」ことを制度運用上予測できてしまうことになる。つまり、日頃からの適切な労務管理という基盤が十分でない企業は、本書にもとづくストレスチェック制度の運用の前に、まず自らが襟を正さねばならないのである。

■労基署報告の実務

　労基署報告のために、二つの「数字」を把握する必要がある。一つは「受検者数」であり、もう一つは「面接指導者数」である。後者については、当該労働者が人事課などに申し出るわけであるから、カウントすることにさほどの困難はなかろう。

　一方で前者の「受検者数」をカウントするためには二通りの方法がある。もっとも簡単な方法は、実施業者に対して支払いをしなければならないわけであるから、請求書にもとづいてカウントする方法である。ただし、「1人あたり単価×受検者数」というシンプルな契約ではなく、包括的な契約となっている場合などは、簡単ではないかもしれない。こうした場合には、別の方法として労働者自身に年1回、ストレスチェックを実施したかどうかの報告を求める方法も考えられる。

■医療機関の場合の問題点の解決法

　これまでの健康診断・事後措置であれば、概ね自らの医療機関内で完結させることができており（事後措置が適切に実施されているかどうかには多少の疑問もあるが）、ストレスチェックについても外注を想定していない医療機関が多いようである。しかし、医師が院長のみであったり、組織構造上、どうしても医師の部下である医療職が存在したりする場合に、当該医師が実施者になることには制

約が生じる。

　詳細は割愛するが、この問題は医療機関が二つ以上連携することで比較的簡単に解決できる。具体的に言えば、医療機関Ａのストレスチェック実施者は医療機関Ｂの院長（または医師）とし、逆に医療機関Ｂのストレスチェック実施者は医療機関Ａの院長（または医師）とするのである。医師の面接指導については、自らの医療機関内で行えば良い。ところで、実施者とは別の問題として事業者と労働者に対する中立性の観点から、事業者（院長）が産業医になって良いのかという指摘[9]もあるが、同じ方法で解決が可能であることは興味深い。

　ただし、実施事務従事者については少々悩ましい。他の医療機関の職員の情報を見てしまうことになるため、関係が良好過ぎる医療機関同士では別の問題も生じそうである（たとえば、医療機関Ｂの実施事務従事者が、高ストレス判定を受けたが申し出ない医療機関Ａの職員と友人関係にある場合など、どうしても悩みを抱えてしまうことになる）。しかし、良い頃合いの関係の医療機関同士のマッチングとなると選択肢が限られるうえに、誰かが仲介しないと決して結びつくこともない。

　一案として厚労省委託事業の活用が挙げられる。厚労省が医療従事者の勤務環境改善のために、各県の社労士会などに委託をして、医療労務管理アドバイザー等が医療機関を支援する仕組みを設けている。そこで、このアドバイザーが医療機関ＡとＢの間にたって、実施事務従事者のような役割を果たし、それぞれの実施者の判定等に際しては個人名を知らせずに判定をしてもらうようにすれば、かなりうまく機能するのではないだろうか。

　9　現時点では、望ましくないとの指摘であり、明確に制約する根拠はないようである。
　http://www.mhlw.go.jp/file/06-Seisakujouhou-11200000-Roudoukijunkyoku/0000103948.pdf

column 3．労基署報告が目的化してしまわないように

　本制度の中で罰則のある規定は、ストレスチェック実施状況に関する労働基準監督署への報告だけである。しかし、多くの事業場担当者にとって、労基署に対して低い受検割合を報告することには躊躇を感じることもまた事実であろう。しかし、大事なことは受検割合でもなければ、面接指導の申し出者数でもなく、高負荷の労働者が周囲に不必要に遠慮することなく業務軽減のための措置を申し出ることができるようになったどうかである。

　その意味で、過度に受検割合を意識しすぎて、現状の健康診断の受診割合をある種のベンチマークとして全員受検のような方向性を目指してしまうと、おそらく年単位で受検割合が徐々に低下していく傾向は避けられないのではないかと危惧している。特に、受検割合を維持することにフォーカスしすぎて、措置内容についての事前の吟味や、懸念される低負荷労働者の取扱いの問題が未解決のままであれば、なおさら受検割合の低下は現実のものとなろう。

　むしろ、制度としての目的が達せられるのであれば、労働者に自己選択権が担保されている以上、極端にいえば受検割合はまったく意味のない指標でもあることを理解すべであろう。本書で推奨する労働者による自主的な運用体制を採用すれば、制度実施当初は労働者への周知が十分に行き渡らないことによって、極めて低い受検割合となるかもしれない。しかし、数年をかけてじっくりと、そして労働者が主体的に本制度を活用する基礎を構築していくことで、将来においてしかるべき受検割合を達成するという中期的な目標に向かうという、まったく別のアプローチも検討して欲しい。

第2節　6　高尾メソッドで運用するための様式

■個人向けストレスチェック用の様式一覧

　以下に、労働者によるストレスチェックの自主的実施を事業者が適切に支援していくための様式の一覧および使用上のポイントを示す。

様式1．個人向けストレスチェック実施説明書
様式2．高ストレス判定者への案内文
様式3．医師面接指導申込書
様式4．面接（指導）結果報告書

■個人向けストレスチェック実施説明書（様式1）

　労働者による自主的実施のためには、十分な情報提供が欠かせない。事業者の役割を、「ストレスチェックを受検できる体制の整備」および「面接指導の申し出以降の対応」のみに限定するためには、労働者が「受検するかどうか」、や「高ストレス判定を受けた時に面接指導を申し出るかどうか」といった点について、全体の仕組みを十分に理解したうえで自ら適切に判断できるように支援する必要がある。あわせて、必要に応じて事業者負担で外部にこれらの点について相談できる体制を設けることも考慮する。

　上記の点について情報提供するための労働者向け説明書のサンプルを提示する。各企業用に修正し、内容を詰めていく過程で重要な視点は、（企業の業績を担っている）「高負荷」労働者に対して有用な制度であるということをしっかりとメッセージとして伝えていくことである。

■高ストレス判定者への案内文（様式2）

　もっとも重要な点は、案内の内容を実施業者任せにしないことである。ストレスチェックの実務は外注が望ましいが、外注することと「丸投げ」することとはまったく異なる。実施業者に任せてしまえば、まず間違いなく「医療的健康管理」の視点における運用となるだろう。そのため事業者としてきちんと「業務的健康管理」の視点から、実施業者に明確に指示する必要がある。その中でも重要なキーポイントが、高ストレス判定者への案内文（および同時に配布する医師面接指導申込書）であり、実施業者が作成したものではなく、必ず社内で作成した様式に差し替えて配布するよう依頼するべきである。

■医師面接指導申込書（様式3）

　本様式の中でも「面接指導の概要」（本章第2節2）を提示することで、労働者自身が面接指導に関する適切な自己選択ができるようにしなければならない。上司が個人を特定しえない状態での負荷評価を可能にするためにも、面接指導の申込先は人事課であることが求められ、申込書を上司に提出しないような注意喚起も必要であろう。

　サンプル様式では現状も勘案し、提出先を健康管理室保健師とし、面接指導の申込みを行えば、申し出たことについて人事課に通知すること、以降の取扱いは人事課が行うこと、ただし人事課や上司に知られずに相談したい場合には、健康管理室において対応可能であることを丁寧に加えた。これも、一つの経過措置であって、労働者側が全体の手順を正しく理解できてしまえば、最初から提出先は人事課で差し支えないので、サンプル様式の2以降の項目を用いれば様式の修正も容易であろう。

　また、面接指導の申込により、ストレスチェック結果を事業者に

提供することに合意することになる点も十分に理解させなくてはならない。そのうえで、医師による面接指導については、「簡易版」または「詳細版」のいずれを希望するか、また簡易版において面接と指導を分離する体制で実施する場合は、この点も明確に自己選択させる。加えて迅速に措置を実施できる医師面接指導を介しない「事後承諾版」の選択肢も明示する（第2節2参照。高負荷労働者のみに許容される選択肢ではあるが）。

■面接（指導）結果報告書（様式4Aおよび様式4B）

　特に「面接」部分を担当する産業医の負担を（大幅に）軽減するためにも、結果報告はシンプルにする。事前に定めた措置の実施が望ましいかどうかを中心に尋ねるものとして、たとえ簡単な面接であっても当該労働者の精神的健康に懸念を抱いた場合には、本人の希望とは別に産業医として「専門医による指導（受診勧奨よりマイルドなもの）」を勧めることができるようにする（事業者措置としては有給休暇が取得できるよう配慮することになろう）。また、簡易版では不十分であると考える場合には、改めて詳細版の面接を実施するための調整について様式を用い人事課に報告する。

　なお、高負荷・適正負荷に該当しない場合には、定型の措置における産業医の判断は「療養が望ましい」か、または「主治医の意見を確認のうえ、本来の業務に従事させても差し支えない」のいずれかとなる。療養の場合は、指導やさらなる詳細な面接は不要となるし、主治医意見を確認する場合も主治医を受診することになるから、同様にこれらの要否を判断する必要はないことになる。

【様式1】個人向けストレスチェック実施説明書（例）

個人向けストレスチェック実施説明書

総務部人事課

人事課長

　労働安全衛生法の一部改正により、平成27年12月以降、年に1回のストレスチェックの「機会」を従業員に与えることが、事業者に対して義務付けられました。

　ただし、これまでの定期健康診断と異なり、従業員であるみなさまには、「受検義務」は課せられておりませんし、受検後に「結果を事業者に報告する義務」も課せられておりません。このことは、つまり自身の健康管理を「自己選択」にもとづいて主体的に行うことが期待されているわけであり、これまでのような会社主導の健康管理への受身的対応では機能しないということを意味します。

　また制度の趣旨としては、ストレスチェックを受検することにより、自らのストレス状態への「気づき」を促すこととされています。

　かかる状況を踏まえ、当社ではストレスチェック実施業者であるA社と契約して、WEBシステムを用いて、24時間・365日、いつでもどこでも個人所有のPCやスマホからストレスチェックを受検できる体制を整えました。

　ストレスチェックにより高ストレスと判定された場合は、所定の様式を用いて医師面接指導の申し出をしてください。ストレスチェック結果の見方などについての相談は、A社のカウンセラーが対応いたします。

　なお、医師面接の申し出がなされた場合には、あなたの上司

に対して業務の状況（業務量や勤怠・勤務態度）についての照会をします。これにもとづき、

(1) 高負荷または適正負荷の場合
一定期間（2週間）の時間外労働への配慮を中心とした措置の要否について医師意見を確認します。

(2) (1)に該当しない場合
すでに高ストレス状態が業務効率に悪影響を及ぼしている可能性があるので、大幅な業務負担軽減の配慮の要否について医師意見を確認します。

　また、本ストレスチェック制度のもう一つの目的として職場環境改善が挙げられていますが、職場環境改善は特定個人の状況にあわせて実施した場合、全体最適化の観点から望ましくない結果を引き起こす可能性もあります。このことを念頭におき、当社においては別途実施する集団分析用ストレスチェックに関する対策として実施するものとします。ただし、部分最適化ではなく全体最適化の観点から望ましい環境改善対策への提案がある場合には、通常の稟議書様式と手順にもとづき対応いたします。提案はいつでも歓迎いたします。

　なお、必ずしも就業上の措置を希望しないが、自身のストレス状態への対処のため、換言すればセルフケアのためカウンセリングを活用される場合は、会社宛には一切の情報提供なくA社におけるカウンセリングサービスを年間1回まで無料にて利用することができます。一方で、精神科等医師への相談を希望する場合には、ストレスチェック結果を持参し、医療機関を受診することをお勧めします。

以上

【様式2】高ストレスと判定された方へのご案内

高ストレスと判定された方へ

総務部人事課

人事課長

　今回のストレスチェックでは、ストレスが高いとの結果でした。希望される方は医師の面接指導を受けることができます。なお、申し込まれた場合は労働安全衛生法の規定に従って、医師が就労について判断しますので、健康管理室経由で人事課宛に所定の様式を用いて申し込んでください（上司に提出しないよう注意してください）。医師の面接指導につきましては下記をよく読んで、特に実施される既定の事後措置内容について十分に理解したうえでお申込みください。

【面接指導の手順の概要】
1. 面接の申し出があった場合には、あなたの勤務状況についての情報を医師に提供する必要があります。これに際して、まず上司には誰が申し出たのかについては知らせずに、およそ高負荷社員2割、低負荷2割の分布を目安として上司がリストを作成します（分布そのものの調整は人事課と協議）。その後、人事課担当者がリストと突合して、あなたが高負荷・適正負荷に該当するかどうかを判断します。

   (1) 高負荷・適正負荷社員と判断された場合
   　　以下に示す、一定期間の業務軽減措置の要否について医師意見を聴取します。

① 2週間の時間外労働への配慮（時間外労働を行わせない）
② 上司、人事との業務負荷についての定期的な確認の機会の提供

(2) (1)には該当しないと判断された場合

単なる主観的な「高ストレス状態」ではなく、「高ストレス状態」によってすでに「精神的不調」の兆候があり、結果として十分な職務遂行ができていない可能性があるため、事業者としては「大幅な業務負荷の軽減」を行う必要性があるかどうかについて、医師意見を聴取します。

なお、直近2か月間の間に、遅刻・早退、事前申請の無い有給休暇申請などの勤怠の乱れが認められていた場合については、負荷状態に関わらず、(2)同様に「高ストレス状態」が顕在化しているものとして、(2)に準じて取り扱います。

2．面接指導について
(1) 医師面接

簡易版（5－10分程度）と詳細版（30分程度）がありますので、必要に応じて人事課より内容の詳細について説明を受け、自ら選択してください。

(2) 医師指導

(1)で簡易版を選択した場合、十分な医師指導を行う時間がない可能性がありますので、希望される場合には、契約した精神科医師が医師指導部分を別途担当します。なお、こちらについては予約が少々先になる可能性がありますので、十分に余裕をもって申し込むようにしてくだ

さい。

●配慮内容の詳細
1．時間外労働への配慮（軽減）
　　　1か月目：時間外配慮実施
　　　　　　　2週間）時間外労働制限（＝ゼロ）
　　　　　　　2週間）時間外労働配慮（上司相談）、段階解除
　　　2か月目：経過観察（配慮継続可能期間）
　　　3か月目には完全自動解除
2．業務分担等にかかる確認のための上司、人事との面接実施
　　（0週目、2週目、1か月目、2か月目の4回）

●ストップ要件（全社員共通）
当該期間中（2か月間）に
　1．勤怠要件
　　　遅刻・早退、欠勤、事前申請の無い有給申請が1回でも認められた場合は療養に専念することとする。
　2．業務遂行レベル要件
　　　1か月目：業務遂行レベルが9割を下回る
　　　　　　　（労働時間を減らすと成果が目に見えて減る場合）
　　　2か月目：週ごとの平均レベルが10割を下回る

【様式3】医師面接申込書

様式3

医師面接指導申込書

医師の面接指導につきましては別紙をよく読んでお申込みください。
提出先は、健康管理室です（来年度以降は、人事課に変更になる予定です）。

1. 医師面接指導の申出にかかる報告の同意について、「同意します」に○を付けてください。

◎今回の医師面接指導の申出があったことについて、人事課及び上司に報告することに

(　　　　　　同意します　　　　　　　　同意しません　　　　　　　)

※同意されない場合は、健康管理室保健師による相談を推奨します。

2. 面接指導の希望について、該当する欄に○を付けてください。

◎ストレスチェック結果に基づく「医師による面接指導」を

(　　　　　　希望します　　　　　　　　希望しません　　　　　　　)

※「希望」する場合、「ストレスチェック結果の人事課及び産業医への提供に同意」したものとみなします。

（1）措置の要否判定のための面接

(　　　　　　簡易版を希望　　　　　　　詳細版を希望　　　　　　　)

（2）精神科医師（外部契約）による医師指導

(　　　　　　希望します　　　　　　　　希望しません　　　　　　　)

3. 医師面接指導を介さない既定措置実施の希望について、該当する欄に○を付けてください。

◎医師面接指導を介さない既定措置実施を

(　　　　　　希望します　　　　　　　　希望しません　　　　　　　)

※人事課が労働負荷の観点のみから判断しますので、措置は迅速に実施されます。

【本人署名欄】　　　　　提出年月日　　　　　年　　　月　　　日

所　属：

社員番号：　　　　　　　　　　氏　名：

＊人事課および上司に申出をしたことを知られたくない場合には、一般の健康相談を受けることもできます。
　希望する場合は、健康管理室　保健師（内線＊＊＊＊）へご連絡ください。

【様式4－A】面接（指導）結果報告書および事後措置に係る意見書（高負荷・適正負荷に該当する場合）

面接（指導）結果報告書 及び 事後措置に係る意見書
（様式4A：高負荷・適正負荷に該当する場合）

対象者	所　属	社員番号	
	氏　名	性　別	年　齢
		男　・　女	歳

面接（指導）結果報告書

面接医師判定

措置の要否	□ 事業者が事前に設定した措置（業務負荷軽減）の実施が望ましい □ 措置は不要と考える
医師指導の要否	□ 専門医による指導の実施が望ましいと考える
詳細な医師面接指導の要否	□ さらなる詳細な医師面接指導（過重労働面接）の実施が望ましい

事後措置に係る意見

□ 特記なし　　□ 特記あり（以下に詳細を記載ください）

面接実施年月日　　　年　　　月　　　日

医師の所属先：

医師氏名：　　　　　　　　　　　印

【様式4-B】面接(指導)結果報告書および事後措置に係る意見書
(高負荷・適正負荷に該当しない場合)

面接(指導)結果報告書 及び 事後措置に係る意見書

(様式4B:高負荷・適正負荷に該当しない場合)

対象者	所　属	社員番号	
	氏　名	性　別	年　齢
		男　・　女	歳

面接(指導)結果報告書

面接医師判定

措置の要否	☐ 大幅な業務負荷軽減の実施(労務提供の免除)が望ましい ☐ 就業継続に際して、専門医の意見を確認する必要がある

事後措置に係る意見

☐ 特記なし　　☐ 特記あり(以下に詳細を記載ください)

面接実施年月日　　　年　　月　　日

医師の所属先：

医師氏名：　　　　　　　　　　　　　　印

第3節　集団分析用ストレスチェックの実施方法

> 第3節　1　部署間比較を可能にするためのポイント

■部署単位では、同一日程（期間）に実施

　まず、部署間の繁忙期・閑散期等を考慮しなければ、部署間比較はまったく意味をなさない。そこで、事前に部署長会議等において各部署の業務状況を考慮し、各部署の実施時期について確認のうえ全員の合意にもとづき決定する。各部署では、指定された期間の中で（集団分析用）ストレスチェックを実施する。

■無記名（部署のみ特定）により、業務の一環として全員実施

　100%の受検割合を達成するために、業務の一環として全員に実施させる。これを可能にするためには、個人を特定しないことがもっとも簡単かつ重要となる。それゆえ、個人向けストレスチェックとは完全に分離することに意味がある。個人を特定しないので事業者への情報提供について、個別の労働者の同意は制度的にも不要である。

　しかし、個別データを事業者が保持するかどうかについては慎重であるべきで、必要性についても十分に検討すべきである。そもそも集団分析結果は、個人への措置には用いず、部署を対象とした環境改善対策のために用いるものと整理した。それゆえ、部署の「平均値」のような個人を直接想像させることのない集計値で議論することが可能であり、結論を言えば個別データを取得する必要はない。

　一方で個別データそのものではなくても、「分布」、つまり、ある

質問項目に対して、YESと回答した労働者が何名、NOが何名という形式での集計データにも注意が必要である。環境改善に役立てられる側面もあるが、仮にYESが1名となってしまった場合には、当該労働者が個人レベルで「想像できてしまう」可能性もある。これらの点を加味して、こうした個人にヒモ付けできそうな集計結果も、実施者からは取得しないという事前の取り決めが重要となろう。

■適切なインセンティブ構造を付与するために

　いずれにせよ、このままの運用では労働者が正しく回答するための十分なインセンティブ構造が内含されているとは言えない。そこで、簡単なアイデアを一つ紹介しよう。たとえば、損保会社等が扱う「長期休業補償保険」のような保険商品を法人として契約する。契約に際して、業務の一環として取得した集団分析用ストレスチェックの（社員番号無しの）個人データを損保会社に提供する。損保会社ではデータをもとに、リスク推計を行う（場合によっては健診の個人データも提供することで、文字通り心身の健康リスクをより緻密に推計できる）。適切なリスク推計にもとづき、法人全体としての保険料率が決定される。

　このように企業コストに連動されていることを労働者にも周知しておけば、業務の一環として回答するストレスチェック結果が、「正しく良好であれば」労働者全員が（相対的に安い保険料という形で）恩恵を被ることが理解できる（企業としては、ストレスチェックを当該損保会社系の実施業者に外注し、データ管理コストを低減することで、保険料の中にストレスチェック費用を含めてしまうことも交渉できよう）。

第3節 2　部署に対する負荷軽減対策

■計画年休等の部署単位での実施

　部署単位で負荷軽減を行う場合、ある程度数値で把握可能な内容でなければならないであろう。一案としては、労使協議にもとづき部署別の計画年休[10]の取得計画を策定し、各部署に割当を行えば、比較的「見た目」には簡単に高負荷部署の負荷軽減を行うことができる（各部署内でさらに班やグループ別などで緻密に割当てもよい）。

■その他の部署単位での負荷軽減対策

　ここで簡単にリストアップできるような対策は多くはない。まずは部署内で業務上の問題点となっているポイントについて挙げ、部署内で解決できそうな項目と他部署との調整がなければ解決できない項目に分類する。そのうえで、他部署との調整が負荷軽減に有用（たとえば、業務工程の上流と下流の部署からのそれぞれの要求が過度で、結果的に自部署の納期が極端にタイトなものとなってしまっているなど）であるならば、部署長が他部署との調整を行うことになろう。

第3節 3　部署間の負荷平準化対策

■人員の調整

　部署間の負荷の平準化でもっとも単純な対策は、人員の調整であ

10　年次有給休暇の計画的付与制度
　　http://www.mhlw.go.jp/new-info/kobetu/roudou/gyousei/kinrou/dl/040324-17a.pdf

ろう。ストレスチェック制度の中で取り扱うべき対策の範囲を完全に超えてしまっているかもしれないが、まさに「日頃の適正な（部署間における）労務管理」として、よりマクロの視点から事業者や人事課が目を配るべき部分として避けることはできない課題である。

■その他の事項における部署間での調整
　第３節２で指摘した部署長が他部署に対して行う調整のなかで、これまでの業務工程に大きな無駄がある場合には、特定の部署の負担増を伴わず、全体としてどの部署も一定程度の負荷軽減ができる対策もありえよう。しかし、現実には、特定の部署の負荷軽減が他部署の負担増に直結してしまうことの方が多いかもしれない。そのような場合や、加えて企業全体として負荷軽減の余地があまりない場合も同様に、事業者や人事課が適切に介在することで、全体としての負担の平準化の観点から差配するほかないだろう。

第3節 4　質問項目について

■労基署報告との兼ね合い
　ストレスチェック開始当初は集団分析用にも厚労省の示す57項目を用いることが良い。しかし、実際に対策に役立てる前提で結果を検討してみれば、なかなか活用しにくい質問項目であることも明らかとなろう。そうした場合には、いわゆる「３領域（ストレス要因・心身のストレス反応・周囲の支援）」を含めるという制約条件は意識しつつ、現場における労務管理や業務改善に直結させることができる質問項目に換えていくことも検討の余地はあろう。
　この点でも、個人向けストレスチェックとは完全に分離して集団分析用ストレスチェックを行うことの意義がクローズアップされ

る。つまり個人向けとしては当面の間、57項目以外を用いることは考えにくい。一方で環境改善のために、もっと有用たり得る質問項目を用いることが容易になるからである。

■科学的かどうかのポイント

ここで、「科学的」かどうかという点が心配になってくる。そもそも57項目の質問項目にしても、純粋な意味での科学的厳密性よりも現場での活用可能性を加味して構成されたものである。仮に57項目と比較して、現場での活用可能性をもっと重視した項目を使用していた場合に、「科学的ではない」との指摘を行政当局から受けたとしよう。集団分析は努力規定でしかないわけであるから、「科学的ではない」のであれば、労基署報告における集団分析の実施について、1（実施している）から2（実施していない）に修正して再報告する方法でもコンプライアンスは遵守できる。

一方で、あくまでも行政の指導は遵守したいという企業の場合は、57項目に「追加して」現場で活用可能な項目についても聴取すれば良い。事前の決定にもとづくべきであるが、「対策を考えやすい」有用な項目を追加することが重要である。もちろん、57項目は聴取するだけで何ら活用しないという極端な方法もありえるが、日頃の労務管理状況の「結果」として、無駄な高ストレスには意味がないことから、事後評価にのみ用いるということも一案であろう。

■他なる可能性　－職場のソーシャル・キャピタル－

近年、ソーシャル・キャピタルという概念が公衆衛生学領域でも注目をあつめている。もとより個人レベルではなく、部署のような集団レベルの特性として、「部署のソーシャル・キャピタル」が豊かであることは、（各労働者個人の健康行動を考慮してもなお）部署に所属する労働者個人の健康に寄与することがわかってきてい

る[11]。同時に「部署のソーシャル・キャピタル」が豊かであれば、部署の生産性が高いことも一定程度期待しうる。

　別の言い方をすれば、職場における健康管理において、経営との融和はある意味では避けられない。その中で、ソーシャル・キャピタルは健康管理部門と経営部門の橋渡しをしてくれる共通言語として機能してくれることも期待できる。具体的には、集団分析用に職場のソーシャル・キャピタルを聴取する（少ない項目で聴取できる点もお勧めできるポイントである。項目の詳細は脚注文献を参照）。これを部署単位で集計することで、ソーシャル・キャピタルの豊かな部署とそうでない部署という部署間比較が可能となる。幸いなことに、概念的にも一朝一夕に醸成されるものではないので、その意味でもその瞬間や短期的な部署の業務状況に左右されにくいと言え、ますます目的に合った項目と言える。

　ソーシャル・キャピタルの高い部署では、所属する労働者の将来の健康状態がより良いことが予測できる（退職後の死亡まで予防することがわかっている）。さらに、部署の生産性という面においても悪いことは何もない。これらの結果をもとに部署間で、望ましい競争や協力を行うための一つの指標とすることは、本制度を有用なものとするために可能性のある、そして興味深い方法であると考えている。

11　「ソーシャル・キャピタルと健康政策」第2章（日本評論社）

第3部

従来の延長線上の考え方と「新しい」考え方の対比

第1章　法令との整合性

　本書で紹介した内容は、一見すると厚労省の提示する内容と大きく異なるように感じられるかもしれない。それゆえ、実施上の重要な柱となる6つの方針（25頁）における整合性について丁寧に検討してみる。

■方針1に関する疑問「高負荷者対策で良いのでしょうか？」

> Q1－10　指針とマニュアルの法的な位置づけはそれぞれ何でしょうか。
> A．指針は法66条の10第7項に基づいて公表するものであり、事業者は、指針に基づいてストレスチェック制度を実施する必要があります。マニュアルは法的な位置付けのあるものではなく、事業場でストレスチェック制度を実施する際の参考として公表するものです。

※指針は「心理的な負担の程度を把握するための検査及び面接指導の実施並びに面接指導結果に基づき事業者が講ずべき措置に関する指針」。マニュアルは「労働安全衛生法に基づくストレスチェック制度実施マニュアル」いずれも厚労省作成。以下同じ。

　以上のQ＆Aには、マニュアルはともかく、指針には「従わなければならない」と誤解させかねない表現がある。しかし、「産業医の職務Q＆A（第9版）」（20頁）（産業医学振興財団）を参照すれば「法令（筆者注；法律、政令、省令、告示）とは別に、行政指導通達があり、共通して目標、目安指導方針等を示したもので、これらは法令ではないので法的拘束力はありません」と明確に記述さ

れている。つまり、十分に勘案する必要はあるにせよ、指針に法的拘束力はない（確かに「法的に位置づけのある」文書ではあるが、法的拘束力があるかどうかとはまったく別問題である）。

　さて、指針「2　ストレスチェック制度の基本的な考え方」の中では、以下のように記述されている（傍点部および下線・二重下線、太字は筆者）。

> 　メンタルヘルス不調の未然防止の段階である一次予防を強化するため、<u>定期的に労働者のストレスの状況について検査を行い、本人にその結果を通知して自らのストレスの状況について気づきを促し、個々の労働者のストレスを低減させる</u>とともに、<u><u>検査結果を集団ごとに集計・分析し、職場におけるストレス要因を評価し、職場環境の改善につなげることで</u></u>、ストレスの要因そのものを低減するよう**努める**ことを事業者に求めるものである。

丁寧に読み取ってみると、下線部は個人向けストレスチェックおよび事後措置のことを指し、二重下線部は集団分析用ストレスチェックのことを指し、これらを「ともに」で結んでいる。もちろん、下線部のうちストレスチェックの実施および結果通知は、法律（安衛法）に明記された事業者の義務であるし、二重下線部の集団ごとの集計・分析も法律に記述された努力義務であるから、この部分に対する法的拘束力があることは言うまでもない。そのため、そのまま続けて読んでしまえば「個々の労働者のストレス低減」にも「職場のストレス要因の低減」にも同じように義務があるかのように思い込んでしまいかねない。しかし、いずれに対しても法令に規定があるわけではなく、指針の中（だけ）で「**努める**」ことが求められている。そもそも指針に法的拘束力はないうえに、指針における表

現としても、「ねばならない」とも記述されていない。この部分については、あくまでも努力が求められているに過ぎないと解釈して差し支えないだろう。つまり、事業者の裁量として、「個人や職場のストレス低減」とは異なる別の手段・方法を用いて、「一次予防を強化する」という目的を達するために努力することには、何ら制約は加えられていないのである。

　この点は非常に重要である。集団に対する**不要な**「ストレスの要因」を低減することには、強いて言えば異論はない。生産性向上や働きやすい職場づくりと結びつけることが容易であり、その意味でわざわざ法律が事業者に求めなくても、事業者自身が主体的に取り組むことにも動機もある。しかし、「個人のストレス」の低減は事業者が取り組むべき措置ではない。まず極めてセンシティブな領域に、どう踏み込めば労働者の不利益にならないのかということを真剣に考えれば、要するに「本人の望むことをする、望まないことはやらない」以外の方法は考えにくいことがわかる。一方で顧客からのクレーム対応など、誰もやりたくなくても誰かがやらなければならないような業務も事業遂行上は必ずあることを鑑みれば、職場における対策として「本人の望む通りの」ストレス低減措置を行うことは不可能といっても言い過ぎではなかろう。

　以上のことから、厚労省が指針において「努力するよう求めている」ことは重々理解したうえで、少なくとも集団に対するストレス要因の低減については、別のアプローチから取り組むことで、できるだけこれに応える。一方で個々人のストレス低減という無理難題については、十分な検討にもとづき、また事業者の責務を鑑みて、また法的拘束力がないことも一つの判断材料としたうえで、「高負荷労働者への負荷軽減」という方法でもって、これに応えるという事業者としての苦渋の決断に至るほかないのではなかろうか。

■方針2に関する疑問「個人向けと集団分析用とに分離して実施しても良いのでしょうか？」

- 派遣労働者に対するストレスチェック等（ストレスチェック制度説明資料 61 頁）
- 指針「12　その他の留意事項等」(2)派遣労働者に関する留意事項

※ストレスチェック制度説明資料「改正労働安全衛生法に基づくストレスチェック制度について」（厚労省作成）

　上記を参照すれば、少なくとも派遣労働者に対しては、個人向けストレスチェックは派遣元が実施し、集団分析用ストレスチェックは派遣先が実施するという形式で「別々に」実施することについて整理されている。つまり、本書で提案する分離実施方式について何ら否定的なニュアンスはないといって良い。

　加えて頻度に関する制約条件としては、「1年以内ごとに1回」とされているだけであり、1年の間に個人向けストレスチェックを1回と集団分析用ストレスチェックを1回、合計2回実施することも全く問題ない。要するに、問題はコラム2（39頁）で指摘する費用の問題だけなのであって、事業者と実施業者との間でどのような運用体制を構築するかの課題として対処すれば良い。

■方針3に関する疑問「全員一律に受検勧奨しない、全員の結果を一切把握しないという方法は、構わないのでしょうか？」

- ポイント1　受検勧奨しなくてよいか（Q5-1）
- ポイント2　個人結果はみなくてもよいか（Q8-1）
- ポイント3　受検者が少なくてもよいか（Q5-2）

　ポイント1のQ＆Aでは「受検勧奨の方法、頻度などについては、衛生委員会で調査審議のうえ決めて差し支えない」と、事業者と労働者の二者間の労働契約に付随する問題であると整理している。それゆえ、「受検勧奨しない」ということについて、しっかりと労使で協議した結果であれば、十分に尊重されるべきであると言えよう。ただし、方針6の経過措置でも指摘したように、段階的に受検勧奨を控えていき、最終的には受検勧奨しないことを目標として設定することが現実的であると想定している。

　ポイント2については、よりはっきりと「衛生委員会での調査審議にもとづき、事業者が個々の労働者のストレスチェック結果を把握しないとすることは可能である」と回答されている。

　さて、実際のところ、どの程度の高ストレス判定者（ほぼイコールで面接指導対象者）が抽出され、そのうちどの程度の労働者が面接指導を実際に申し出るだろうか。いくつかの企業では、安衛法施行後には直接この数字を把握できなくなることから、法施行前に自らの組織における推定値を取得したところがある。これらを参考に一つの目安を挙げれば、高ストレス判定者（マニュアルに示された判定基準を用いた場合）は受検者のうちおよそ2〜5％、申し出は該当者のうちせいぜい5〜10％程度であろうと思われる[12]。企業ご

12　へるすあっぷ21、法研「地方公務員安全と健康フォーラム、特集ルポPART1」愛知県名古屋市 2015.10, 17頁

とに受検割合が相当異なってくる点の考慮が必要であるが、全員が受検したと仮定した場合、労働者1000名に対して高ストレス判定は20〜50名、面接指導の申し出は1〜5人というところになる。

　本書に示すように労働者の自主性を尊重して個人向けストレスチェックを実施した場合、低い受検割合と面接指導の申し出者が少数になり、報告数値が低いために労基署から指導を受けるのではないかという点を事業者としては心配するのだろう。しかし、この点についてもポイント3に示すQ＆Aにおいて明確に否定されている。

　実際問題として、これまでの労働者庇護的な健康管理の延長線上で、相変わらず事業者側から一生懸命に受検の勧奨を続けたとしても、徐々に受検割合が下がっていくことは避けられないものと思われる（何しろ受検の義務はないのだから）。一方で、実施当初は低い受検割合に過ぎなかったとしても、高負荷労働者にとって有用な制度であるという社内での認知が徐々に高まってくれば、それにともなって「良い制度」を活用しようという誠実な労働者が増えてくることが期待できる。つまり、本書で示したように労働者の自主性に任せた運用をする場合、労働者自身にとっての有益性を実感できるように運用することで、少しずつ受検者数、面接指導申し出者数ともに増やしていくことが事業者側の工夫と努力で達成しうる。このようにして、たとえば2020年ごろには従来の延長線上での方法から予想されるよりも高い受検割合を目指すという中期目標に従った計画も悪くないのではないかと考える。

■**方針4に関する疑問「集団分析用ストレスチェックを業務の一環として強制的に実施しても良いのでしょうか？」**

　厚労省の提示する内容は、これまでの企業における実務、つまり1回の調査票への回答をもって、個人へのフィードバックと集団分

析を同時に行う、いわば「一粒で二度美味しい」方法に強く拘束されている。そのため、集団分析の実施にあっても、労働者の受検の自由の問題や結果の事業者への提供の同意の問題が課題となってしまい、結果的に受検の勧奨が望ましいとか、事業者に情報提供するよう労働者に一生懸命お願いするような形での対応が記述されてしまった。しかし、方針2で確認したように個人向けと集団分析用を最初から完全に分離してしまえば、この問題は解決する。

　まずは社員番号を入力・記入させず、部署のみを特定して実施し、また既に述べたように事業者としては、平均値として集計された部署ごとの結果のみを実施業者から得るようにするなど個人が特定されないようにすることで、労働者個人への不利益の発生は最大限回避できる。さらに集団分析の実施に伴い、労働者個人が何らかの不利益を被ることがないよう事前に十分な労使協議を行うことで、問題なく実施できるであろう。

　なにより、これまでもほぼ似たような質問項目に関する社内調査の実施（たとえばモラールサーベイ）については、事業者の裁量の中で行ってきたわけであるから、その点は大きく変わりはない。強いて注意が必要なのは、「ストレスチェック」に類似する調査の中でも、今回の制度化の経緯の中で職場における実施に対して否定的な判断がなされた「うつ病スクリーニング」に近い内容のものが挙げられる。制度そのものに伴う制約というよりは、まさに経緯においてなぜ二次予防ではなく一次予防を強調することになったのかという理由を勘案すれば自明であろう。

■方針5に関する疑問「事業者責務として、対個人には定型措置、対部署に環境改善対策と整理してしまって良いのでしょうか？」

- ポイント　就業上の措置の考え方（Q14－1）

まず就業上の措置の例として、指針の中では「労働時間の短縮、出張の制限、時間外労働の制限、労働負荷の制限、作業の転換、就業場所の変更、深夜業の回数の減少又は昼間勤務への転換等」が示されているが、特に労働時間の短縮という表現に関してＱ14－1のＡにおいて「趣旨としては時間外労働や休日労働の削減を意味する」と回答されている通り、基本的には労働契約の枠組みの中で、できることとできないことを明確にしておくことは事業者の裁量の範囲内である。

　この措置の例は健康診断事後措置と同一の内容となっているが、健康診断においては労働者に自己選択権を認めないかわりに、相当の責任をも事業者が負う構造であったので、指針に示される不完全労務提供であっても事業者は応じるべきと解される場合もあるのかもしれない。しかし、本制度にあっては自己選択権が担保されたことへのバランスとして不完全労務提供とみなされるような措置は行わないと、事前に労使協議の上で整理しておくことも許容されるべきであろう。

　また、「あらかじめ当該労働者の意見を聴き、十分な話し合いを通じてその労働者の了解が得られるよう努める」とされているが、これまで同様の親代わりのような健康管理への期待をさせたまま、突然に上記のような措置の範囲を個別の労働者に提示したとしても、了解を得ることは容易でない。文字通り了解が得られるよう「努力」すれば良いのであって、最終的に了解が得られなければ、事業者が決定した範囲の措置を実施することは何ら問題ない。しかし、無駄な衝突を回避するためにも、少なくとも衛生委員会等を通じて「労働者代表」の意見を聴き、十分な話し合いの結果として定めた定型措置の実施については、労働組合等の協力も得て、当該労働者に理解させるようにするなどの手順が有用であろう。

　これらのことを踏まえ、本書の中では「時間外労働の制限」を定

型措置として採用している。これ以外の措置については労働者からの特別な申し出があれば、自由措置として検討するが、基本的には事前の労使協議において、当初の労働契約にもとづき実施可能な措置と実施できない措置にあらかじめ分類しておくことを推奨する。加えて、当該事業場の状況にもとづき実施可能な措置に分類した場合であっても、そもそも実施するかどうかは事業者の裁量の範疇であって、少なくとも医師の意見がこれを超えて拘束するものではないということは事前によく確認しておくべきであろう。

■方針6に関する疑問「これまでの労働者に対する庇護的な健康管理から方針転換して良いのでしょうか？」

- ポイント　労働者が質問への回答を操作できる（マニュアル5頁）

　社員の健康管理に対して、法令を遵守する限りにおいては、どのような方針を採用するかは（労働者庇護的あるいは労働者の自主性を尊重する）、そもそも事業者と労働者の二者の契約関係において決定して差し支えない事項である。

　もちろん、かなり大きな方針転換と言えるので、方針転換するかどうかについても、労使で十分に協議すべきであろうが、まず解決すべき現状の課題に立ち返っていただきたい。労働者庇護的な健康診断・事後措置の仕組みのもとでは、部署や企業の生産性に貢献していない労働者に対してむしろ手厚く措置、対処しているのではないかという疑問を持つ保健医療職は少なからずおられよう。加えて医療をベースとした健康管理ゆえに、本人の意向を尊重せざるをえず、それによる労力の無駄遣いも目立つ。これらの問題点を放置したまま、さらに根本的な部分にまで労働者個人の自己選択権を拡大

した場合に、これまでと比較してうまくいくと期待できる要素があるのだろうか。いや、どう考えても今後さらに問題の解決が困難になっていくことに危惧を抱くだけだというのが正直なところであろう。

それゆえ方針6に示す経過措置を設けることには緩衝剤としての大きな意義があると考えている。いま一度、職場における健康管理のあるべき姿を労使で共有し、現状との乖離に真正面から向き合うことができれば、「やるかやらないか」ではなく、「いつやるか」という前向きな議論の中で、猶予期間を項目ごとに定めるという作業に落とし込んでいくことができるのではないかと期待している。

■その他の疑問「産業医は実施者になるべきか？」

- ポイント1　産業医の責任（パブリックコメント回答、改訂Q&A Q21－2）
- ポイント2　産業医が実施者の場合の悩み（Q9－1）、実施者の責任（Q8－3）
- ポイント3　結果の保管（Q10－1）

産業医は自らが実施者になるべきではないとまでは言わないが、事業者は産業医を実施者にすべきではない、というのが結論である[13]。労働者が健康管理において自立していくのであれば、そもそも実施者のような曖昧な主体は必要なくなる。その意味で、経過措置（方針6）の一つとして期限を区切って産業医を実施者とすることにまでは反対しないが、将来の見込みもなく安易に始めてはならない。

産業医の中には、実施者（あるいは実施代表者）と共同実施者では、

13　高尾総司「産業医は実施者になるべきか」（健康管理2015年12月号）

責任の程度も異なるであろうと考え、共同実施者についてあまり深く考えていない者もいるようである。しかし、本制度における「実施者」等の法的位置づけは極めて不透明であり、どちらかと言えば労働者保護の視点からみた正の側面にのみフォーカスをあてて創りあげられてしまった「主語」である点は否定しがたい。つまり、実施者自身の責任という視点については、まだ十分に検討されていないと言っても言い過ぎではなかろう。安全配慮義務の議論に関しても、受検者と実施者の間には「特定の契約関係」があるわけであるから、労働者と産業医の間のように、特定の契約関係がないことをもって、比較的シンプルに安全配慮義務は負わないと整理することさえできない。もちろん、労働者と事業者の関係のように、一方的に何かを命ぜられたりするような関係ではなく、むしろ医療契約に近い契約関係として捉える方が自然であろう。つまり、作為に伴う責任は当然に負うほかないのであろうが、労働者側の協力が得られないがゆえの不作為に伴う安全配慮義務のような責任までは問いようがないのではないかという考察ですら、いまのところ誰も指摘も整理もしていない（したがって正しい議論かどうかも現時点では保証もしえない）。

　またもっと単純な点からも、産業医が実施者になるべきではないとの論点を挙げることができる。特に外部機関を使わない実施者の場合、データ保管の責任まで負うことになってしまう。しかし、特に電子データであれば、かなり高度なセキュリティによる防護が要求される状況にあって、産業医にそのレベルでのデータ管理ができると考えるほうがおかしい。もちろん、そんな場合のために実施事務従事者がいるのではないかという指摘もあろう。

　しかし、実施事務従事者もかなりのジレンマを内在した存在である。人事権のない職位の低い人事課社員等が担当することが想定されているが、たとえば事業者が親切心から、実施事務従事者に特定

の労働者の情報を開示せよと迫ったとする。もちろん、悪いのは安衛法等の規定に違反する事業者であることは間違いないのであるが、だからといって実施事務従事者の葛藤の解消には役立たない場合も多いことが懸念される。つまり、「安衛法等から判断して、事業者に開示しなかった」結果として、実施事務従事者自身が不当に不利益を被る可能性がある。ここでも悪いのは事業者であるが、当該企業に勤務を継続する意志のある実施事務従事者が自らの不利益を顧みず、あえて事業者の意向に逆らうなどということに現実味はあるのだろうか。さらに、違法行為の強要には内部通報制度および通報者の不利益回避といった議論でもって話を雪だるま式に複雑にしていっても、誰にとっての利益にもならない。

第2章　定型措置と自由措置

■定型措置と自由措置による相互補完

　本書で提案した「定型」措置について驚かれた読者の方も少なくないと思う。しかし定型措置こそが、これまでの「親代わりのような丸抱えの健康管理」ではなく、「労働者が主体的に取り組む健康管理」における重要パーツである。労働者としてもどんな措置を受けることになるのか想像がつかなければ、自らの判断で面接指導の申し出をせよと言われても、判断ができないのも当然である。そのため、本方式の中ではわかりやすく、かつ基本的には労働契約の範囲内で収まる業務負荷軽減を具体化した措置を労働者に対して**先に**明示する。

　しかし、定型措置だけで十分に労働者の健康確保ができるのかというご指摘もあろう。また、従来型の親代わりの健康管理の視点では、労働者としても定型措置だけでは自身の状況にフィットせず、「措置が不要だから」という理由ではなく、「措置が合わない（かもしれない）」からという理由で面接指導の申し出をしない可能性も考えてしまうかもしれない。それゆえ、「定型」措置とは異なる「自由」措置の枠組があることも丁寧に伝えておくことが求められる。もちろん、これも方針で述べた経過措置の一つと考えている。

　経過措置期間を経た後には、労働者に対して自由措置も受けられるということをしつこく周知徹底まではしなくても、自立した労働者であれば自由措置を求める選択肢はいつでもあることを理解するであろう。

■**定型措置を合理的な措置とするための対策の重要性**

　一方的に労働者の自己責任に矮小化してしまう形での「自主的実施」という方法は許されるものではない。結局のところ、労働者の健康管理上の自立を促す機会としてのストレスチェックの実施は、事業者側にも「子離れ」の機会をもたらすものである。変な表現になるが、子供に対して責任を負う立場ゆえ、少々論理的にはおかしくても結論優先で子供を管理していた面もあろう。つまり事業者自身もわが国の労働法制や制度にきちんと適合し、そのうえで労働者に自立を求めるという態度が必要となる（たとえば、36協定を超える時間外労働などをきちんと解消していくことが求められる）。

　本書の中では、何度も「日頃からの適正な労務管理」という表現で指摘をしてきたが、別の言い方をすれば事業者としての「労働者への適正な処遇」がまず先にあってはじめて成立するのである。

第3章　衛生委員会にて調査審議すべき事項（高尾メソッド準拠版）

　指針に示された11項目（10頁参照）を高尾メソッドに準拠して再整理した。

■個人向けストレスチェックに関する調査審議事項

①ストレスチェック制度の目的に係る周知方法
　　個人向けストレスチェック実施説明書をイントラネットに掲載する。
　　目的は以下の通りとする。個人向けストレスチェックは「メンタル不調者の早期発見」を目的とはしない。そのため、労働者自身による心の健康管理に対する自主的実施・協力が極めて重要となる。事業者は労働者個人の主体性を尊重する立場をとり、外部機関との契約や産業医を通じて、労働者が相談できる支援体制を用意する。

②ストレスチェック制度の実施体制
　　ストレスチェックの実施は、事業者がたとえ偶発的であれ、個人データにアクセスしてしまう可能性を構造的に解消するため、また情報管理の点からもすべて外部機関に委託する（実施者および実施事務従事者を社内には設けない）。なお、産業医は倫理規定上、事業者と労働者との中立の立場とされており、同様に産業医が知り得た情報にもとづき板挟みになり、本来の役割を果たせないような本末転倒な状況を避けるため、共同実施者とはしない。ただし、高ストレスであり措置が必要であるとの申し出のあった労働者に対する医師面接指導は産業医が担

当する。実施体制の詳細は、外部機関からの案内文書により周知し、また必要に応じて都度更新する。

③ストレスチェック制度の実施方法

- **ストレスチェックに使用する調査票及びその媒体**

  厚労省が示す57項目を使用し、外部機関のWEBシステムを用いる。個人向けサイトと集団分析用サイトは、違いが明確にわかるようデザイン等を工夫する。

- **調査票に基づくストレスの程度の評価方法及び面接指導の対象とする高ストレス者を選定する基準**

  『労働安全衛生法に基づくストレスチェック制度実施マニュアル』（平成27年5月、厚労省）で示された「心身のストレス反応」に着目する評価基準に準拠（平成27年5月、厚生労働省）。

- **ストレスチェックの実施頻度、実施時期及び対象者**

  個人向けは外部機関WEBを用いて、労働者自身が必要な頻度で必要な時期に実施する。派遣労働者以外を対象とし、派遣労働者は派遣元にて実施する。

- **面接指導の申出の方法**

  別途、「医師面接指導申込書」を用いて、封をして人事課に提出する（初年度のみ健康管理室保健師に提出）。

- **面接指導の実施場所等の実施方法**

  実施場所は社内に確保し、産業医が実施する。産業医による実施手順は、通常の産業医面接と同様とし、(1) 上司・人事から業務負荷状況についてのヒアリング、(2) 本人のみとの面接指導、(3) 本人・上司・人事全員同席による結論の確認、とする。また、面接指導のうち、事業者措置に関わらない労働者個人の対処法（セルフケア）については、原則とし

て外部機関の医師、カウンセラー等によって実施するものとし、産業医は事業者措置に関する判断を行う。

4 ストレスチェック結果に基づく集団ごとの集計・分析の方法
該当しない

5 ストレスチェックの受検の有無の情報の取扱い
- 事業者による労働者のストレスチェックの受検の有無の把握方法

  労働者からの「自主的」報告のみをもって確認する。
- ストレスチェックの受検の勧奨の方法

  個別の勧奨は不利益回避のため実施しない。年度ごとの受検実績は、実施業者への支払いデータまたは自主的報告から人数のみ算出し、衛生委員会において報告する（例：全労働者＊名中＊名受検済、等。部署ごとの受検状況は共有しない）。

6 ストレスチェック結果の記録の保存方法
すべて外注先である実施業者内に保存する。データの取扱い方法が妥当と認められるかどうかについては、外部機関よりデータ取扱い方法の詳細な手順書の提出および報告を受け、当社セキュリティ部門における定期的監査を行う。
- ストレスチェック結果の記録を保存する実施事務従事者の選任

  実施事務従事者は社内には選任しない。。
- ストレスチェック結果の記録の保存場所及び保存期間

  実施業者内に保管する。当社が要請する保存期間は５年間とし、実施業者が別途、さらに長い期間を定めることには干渉しない。
- 実施者及びその他の実施事務従事者以外の者によりストレス

チェック結果が閲覧されないためのセキュリティの確保等の情報管理の方法
　実施業者内においてしかるべき方法で実施する。

7 ストレスチェック、面接指導の結果の利用目的及び利用方法

- **ストレスチェック結果の本人への通知方法**
　実施業者のWEBシステムにて自己チェック後、即座に機械的に通知される。労働者自身が実施者による判断が必要と考えた結果を実施者宛に「送信」する。
- **ストレスチェックの実施者による面接指導の申出の勧奨方法**
　③で定めた基準に該当し、面接指導の対象とすべきであると実施者が判断した場合には、実施者が個別に勧奨を行う。事業者は勧奨対象者情報には一切関与しない。
- **ストレスチェック結果、及び面接指導結果の共有方法及び共有範囲**
　個人のストレスチェック結果は実施者のみ把握し、事業者・産業医は一切把握しない。面接指導結果は、所定の様式によって定型措置の要否について産業医が事業者に報告する。事業者は措置内容につき上司に通知する。
- **ストレスチェック結果を事業者へ提供するに当たっての本人の同意の取得方法**
　事業者は実施者から直接には一切の情報提供を受けることはせず、情報提供を受ける場合は必ず本人から直接受ける。そのため、情報提供に関して本人の同意を取得しなければならない状況が発生しない。
　本人からの面接指導の申込みまたは自らの意志にもとづく情報提供の場合は、同意の取得は当然に必要ない。
- **本人の同意を取得した上で実施者から事業者に提供するスト**

レスチェック結果に関する情報の範囲
　　本人が自らの判断で、提供する情報の範囲を決定できるため規定する必要がない。

8 ストレスチェック、面接指導に関する情報の開示、訂正、追加及び削除の方法

- 情報の開示等の手続き
　　個人のストレスチェック結果の開示については、実施業者に労働者自身が求める。これらにかかる訂正、追加及び削除については、実施業者が対応する。
- 情報の開示等の業務に従事する者による秘密の保持の方法
　　実施業者内において定める。面接指導の実施状況は、衛生委員会議事録を通じて、全労働者がこれを知り得ることから保護の対象とならない。

9 ストレスチェック、面接指導に関する情報の取扱いに関する苦情の処理方法

- 苦情の処理窓口を外部機関に設ける場合の取扱い
　　ストレスチェックに関連する苦情等は、すべて実施業者が対応する。面接指導の情報の取扱いに関する苦情については、人事課が窓口となる。

10 労働者がストレスチェックを受けないことを選択できること
11 労働者に対する不利益な取扱いの防止
　　ストレスチェック実施説明会において労働者に周知するとともに、個人向けストレスチェック実施説明書に明記する。

■集団分析用ストレスチェックに関する調査審議事項

1 ストレスチェック制度の目的に係る周知方法

集団分析用ストレスチェックの概要をイントラネットに掲載する。

目的は以下の通りとする。まず日頃からの「働きやすい職場づくり」がありきであって、その成果（結果）の一側面について、ストレスチェック集団分析結果を用いる。これにより、一般的には不要とされるストレスを緩和し、生産性の高い職場づくりへの取り組みを促進することを目的とする。

2 ストレスチェック制度の実施体制

集団分析用ストレスチェックの実施は、事業者が個人を特定することなく実施するためにすべて外部機関に委託する。

3 ストレスチェック制度の実施方法

- **ストレスチェックに使用する調査票及びその媒体**

  当面の間は、集団分析用においても厚労省が提示する57項目を使用し、実施業者が提供するWEBシステムを用いる。聴取項目が目的に合致しているかどうか定期的に衛生委員会において調査審議を行い、必要に応じて変更することも検討する。

- **ストレスチェックの実施頻度、実施時期及び対象者**

  集団分析用ストレスチェックは年1回の実施とし、時期は部署ごとに指示する。完全無記名で実施し、対象は派遣労働者を含む全労働者とする。

4 ストレスチェック結果に基づく集団ごとの集計・分析の方法

- **集計・分析手法**：『労働安全衛生法に基づくストレスチェックと面接指導マニュアル』（平成27年4月、厚労省）で示された「仕事のストレス判定図」に準拠

- 対象集団規模：10人以上の部課単位毎に集計。10人未満の部課については、事前に定めた業務的に関連の近い他の部課と統合して集計する

5 ストレスチェックの受検の有無の情報の取扱い
- 事業者による労働者のストレスチェックの受検の有無の把握方法

    事業者は把握しない。
- ストレスチェックの受検の勧奨の方法

    上司が個人を特定せず部署の全員に向けて勧奨する。

6 ストレスチェック結果の記録の保存方法

    すべて実施業者内に保存する。詳細は個人向けと同様とする。
- ストレスチェック結果の記録を保存する実施事務従事者の選任

    実施事務従事者は社内に選任しない。
- ストレスチェック結果の記録の保存場所及び保存期間

    実施業者内に保管する。当社が要請する保存期間は5年間とする。
- 実施者及びその他の実施事務従事者以外の者によりストレスチェック結果が閲覧されないためのセキュリティの確保等の情報管理の方法

    実施業者内においてしかるべき方法で実施する。

7 集団ごとの集計・分析の結果の利用目的及び利用方法
- 集団ごとの集計・分析結果の共有方法及び共有範囲

    集団ごとの集計・分析結果は、集計データとして既に加工済みの状態にて、実施業者から事業者が報告を受け、部課長単位まで共有するとともに、衛生委員会においても報告する。

事業者、部課長が専門的見地からの助言を求めるに際し、必要と判断した場合には、産業医・産業保健スタッフにも共有する。
- 結果を事業者へ提供するに当たっての本人の同意の取得方法
集団分析用ストレスチェックは、社員番号等の入力を求めず、無記名にて実施することから、同意を必要としない。

⑧集団ごとの集計・分析に関する情報の開示、訂正、追加及び削除の方法
- 情報の開示等の手続き
集団分析結果については、前述のごとく集計済みの状態で事業者は報告を受ける。これらにかかる訂正、追加、削除については、実施業者が対応する。
- 情報の開示等の業務に従事する者による秘密の保持の方法
実施業者内においてこれを定めるものとする。

⑨集団ごとの集計・分析に関する情報の取扱いに関する苦情の処理方法
- 苦情の処理窓口を外部機関に設ける場合の取扱い
集団分析用ストレスチェックに関連する苦情等は、すべて実施業者が対応する。集団分析の情報の取扱いに関する苦情については、人事課が窓口となる。

⑩労働者がストレスチェックを受けないことを選択できること
集団分析版チェックは個人を特定せずに業務の一環として実施するものであるから、受けないことは認めない。

⑪労働者に対する不利益な取扱いの防止
集団分析版チェックにおいては、個人を特定しないため、労

働者個人に対して不利益が発生するおそれはない。また、[7]でも言及したとおり、たとえ個人は特定できなくても、個別データについてはもとより事業者としては実施者から取得しない。

第4部

将来像
（労働者の自立への支援）

職場における健康管理と言えば、想起されるものはなんといっても健康診断・事後措置であるという点には疑う余地はないだろう。そのためストレスチェック制度も、健診・事後措置と共通する部分と全く異なる部分のモザイク状になっていると言える。これらの共通部分に目を向けるのか、それとも異なる部分に目を向けるのかで、その運用の仕方が大きく変わってくる点について本書を通じて確認してきた。

　しかし、重要な点は運用の問題ではない。ここで目を向ける方向が違えば、将来の職場における健康管理をとりまく状況が相当に変わりうることの方がはるかに大事なのである。このことを踏まえて、いま向かうべき方向を決断する必要がある。確かに、労働者の中に含まれる疾病やメンタル不調者の予備群に対して保護的・庇護的側面も引き続き必要であろう。しかし、この側面での対策が行き過ぎれば、わが国の労働生産性という側面が大きく犠牲にされてしまう懸念もある。そして、視野を拡げて国際競争力という点からも、これまででさえも決して評価が高いとは言えなかったわが国の労働力が、現在の地位を維持することができるのか不安を禁じ得ない。

■**ストレスチェック（精神的健康管理）における自立**
　ここでストレスチェック制度を機に、まず精神的健康管理の部分において労働者が事業者から自立するということの意味を改めて考えてみる。確かに、健康経営の議論などにもあるように、人的資本は経営基盤そのものであって、事業者としても無視できない対象であることは言うまでもない。しかし、だからといって「介入する権限」があるのかという点では、事業者は精神的健康には首を突っ込まない方が良いだろうし、労働者としてもそっとしておいて欲しいと思うべきであろう。なぜならば、極論と言われるかもしれないが、「心の底から愛社精神とやる気に満ちており、良い成果を出す」ことと、

「心の底ではドライに割りきっており、他社から良い条件のオファーがあればいつでも転職するつもりだが、目先はベストをつくして、良い成果を出す」ことの間において、日本的な職業人としては前者の方がプラス評価される可能性はいまなお否定しにくい。そうであるならば、無用に事業者が精神的健康に介入することには明らかな負の側面があることになる。

　そもそも職場は働く場所であり、期待される健康度も別に「ベスト」である必要はない。「就業に支障がない程度」であれば足りるということも、受け身的な健康管理では見落とされがちになる。その意味でも、特に評価の難しい精神的健康管理において労働者が自立するということについて、大きな異論のある関係者はいないのではなかろうか。

■健康診断（身体的健康管理）における自立

　精神的健康管理における自立を達成できれば、次に身体的健康管理にも目を向ける時がかならずやって来るであろう。現状でも、すでに若い女性労働者などが、健康診断における体重測定について疑問を持っている。それゆえ、「健康管理自主実施宣言」のような形式で、就業に支障のない範囲での最低限の健康状態の維持管理について、労使合意にもとづき、個別の事業場内において健診受診の自由、結果の事業者提供の自由という自己選択権を行使できるようにしても良いのではないか。

　つまり、「健診など受診しなくても、必要な労務提供ができていればいいじゃないか」ということを認めるということである。もちろん適用可能条件として、直近２年間に遅刻・早退、欠勤や事前申請の無い有給休暇の申請等が認められないことといった勤怠条件や業務評価Ｂ以上などの業務遂行レベルに関する条件を、事業者としては付す必要もあろう。いずれにせよ事業者としては当該申請を許

可する労働者の身体的健康管理に対しては、これまでのようにあれこれお節介を焼かなくても良いということを、双方で確認するわけである。そして当然のことながら、「自主管理」する労働者の方が健康状態も良好であることが期待できるというおまけ付きである。

■労務・業務管理における自立

身体・精神の両面の健康管理における自立を達成した先には、「働き方」における自立があろう。特に、わが国で問題になっている長時間労働の問題に関しては、これまでのところ事業者側に義務を課す形での対策ばかりであって、結局のところ当の労働者自身の協力がなければうまく機能しないという問題点をまったく解決できていない。

もちろん、最終的な責任主体が事業者であることに疑う余地もなければ、大半の対策を事業者責任で実施させることには何ら異論はない。しかし、労働者自身が相応の自覚をもって時間管理に取り組むのであれば、労働時間の短縮ももっとうまく進むに違いない。

■そして、強くたくましい労働者（集団）になる日

わが国の正社員は、業務内容も職種も勤務地も限定されないような不思議な無限定契約[14]の中で働いてきた。自分の担当業務を早く終えることができても、同僚のこなしきれない業務を手伝うことも自然に期待されるような就業環境である。しかし、近年は特に、いまなおこのような考え方を当然とする労働者と同僚の仕事を負担することに異を唱える労働者とに、徐々にであれ分離してきている。そうした際に、労働者側の愛社精神のような誠実さという軸で、これらを整理し理解することは可能ではあるが、一方で企業側がこれに応分に報いることは容易ではなくなってきた。結果として、もし

14　高尾総司「日本型雇用システムと復帰基準の整合性」（健康管理2015年10月）

後者の労働者に収れんしてしまえば、ある意味でのわが国の労働者の「協力しあうことも当然とするような良い」点も失われてしまうだけになろう。

　もしここでストレスチェック制度をきっかけに、わが国の労働者がこうした良さを一定程度残しつつ、かつ健康管理のみならず働き方の面でも自立する方向に成長するならば、良い意味で「強くたくましい」労働者に育っていくのではないだろうか。健康管理の側面からは、わが国の労働者の現状のレベルは、せいぜい小学生レベルであろう。加えて、働き方という側面からみても、あまり成熟したレベルにあるとは評しがたい。その意味では、ここで認める自己選択権の行使の仕方如何によっては、現時点で「親たる」事業者からみて、お互いに尊重できる存在になる日が近い将来におとずれるのか、またその過程の中で手のつけられない思春期の若者を扱うような本末転倒な時期を過ごすことになるのかという、非常に興味深い試金石であると言えよう。

　筆者としては、ストレスチェック制度における適切な自己選択権への尊重が、わが国の高負荷労働者にとっての一つの安心材料となり、そして労働者の健康管理のみならず、働き方をも含めた今後の自立につながることを期待して締めくくりたい。

資料編：高尾メソッドに関する情報一覧

1．「健康管理は社員自身にやらせなさい」保健文化社、2015
   公式コンパニオン BOOK のダウンロード
      http://www.lscenter.org/mhc/takao_m/Companion_book/companionbook_list.html
   ※セミナー参加者に、ID とパスワードをお知らせしています。

2．活用可能な報告書等成果物
   (1)　研究報告書全文（検索語「業務遂行レベル」）
      http://mhlw-grants.niph.go.jp/
   (2)　紹介記事（ビジネス・レーバー・トレンド）
      2011 年 7 月号
      http://www.jil.go.jp/kokunai/blt/backnumber/2011/07/018-021.pdf
      2012 年 5 月号
      http://www.jil.go.jp/kokunai/blt/backnumber/2012/05/024-031.pdf
   (3)　健康管理誌（保健文化社）「しごとと健康」（連載）
      保健文化社より定期購読申込み
         http://hokenbunka.com/
      Fujisan からも定期購読可能
         http://www.fujisan.co.jp/product/674/
   (4)　メンタルヘルス白書 2011（日本生産性本部）
      http://www.js-mental.org/hakusho.html
   (5)　月刊人事労務 2013 年 9 月号
      「問題発生時における　ルール・業務遂行レベルにもとづくメンタル対応」

http://nihon-jinji.co.jp/gj1309.html
※これ以外の原稿等は、基本的に復職を起点（または療養開始以後）としてまとめてあります。現に就業しているものの問題となっている労働者への対応についてはこちらが参考になります。

(6) 健康メモセレクションシリーズ・メンタル編（社員向け）（日本家族計画協会）
http://hsmk.jp/
（例えば、教材テーマ「メンタル」、教材マテリアル「指導箋・健康メモ」で検索）
※労働者の役割を明確にした（高尾メソッドと齟齬のない）、メンタルヘルスに関するパンフレットになります。

3．総論 DVD の入手方法（実費有償）
　ルール・業務遂行レベルにもとづくメンタル対応の基礎を学んでいただいた方が、人事担当者（人事担当役員等）に説明をするなどの理由で詳しく復習するための、研修内容を網羅した DVDを作成しています。フォームから申込みください。「キーワード」欄には rodo0210 と記入してください。
　　https://secure02.blue.shared-server.net/www.lscenter.org/form/dvd/dvd.php

4．自治体における取り組み
　(1)　日本経営協会　講演録
　　　http://www.noma.or.jp/column/archives/2012/1001_01.html
　(2)　岡山県市町村振興協会研究会マニュアル
　　　http://www.okayama-sanpo.jp/pdf/20140422.pdf
　　　http://www.lscenter.org/mhc/takao_m/houkokusyo.pdf
　(3)　埼玉県春日部市における取り組みの紹介
　　　公務災害防止の現場から 2013
　　　http://www.chikousai.jp/boushi2/kikin.files/2013book/2013kasukabe.

　　　　pdf

　　　ビジネス・レーバー・トレンド　2014年9月号

　　　　http://www.jil.go.jp/kokunai/blt/backnumber/2014/09/036-041.
　　　　pdf

5．本書で紹介した方式に対応可能なストレスチェック実施業者
　(1)　ザ・ネット
　　　　東京都新宿区北新宿3-1-20　北新宿ユニオンビル3階
　　　　電話03(5332)9801　　　http://www.za-net.co.jp/
　(2)　ライフ・リレーションズ・ラボ（担当：相坂）
　　　　東京都文京区湯島3丁目28番地18号　アド・ホームズ701
　　　　電話03-5812-4061　　　http://www.lifelab-web.jp/
　※WEBシステムはザ・ネット開発のものを使用します。

高尾　総司（たかお　そうし）
【著者略歴】
　　岡山大学大学院医歯薬学総合研究科　疫学・衛生学　講師
　　産業医グループ代表
　　岡山大学医学部卒業。労働衛生コンサルタント（保健衛生）、第二種作業環境測定士。
　　嘱託産業医として、のべ20社以上の経験を持ち、特にリスクマネジメントの観点から再構築した職場の健康管理方法は、健康診断事後措置、過重労働対策、メンタル対策を問わず、共通して運用することができ、人事担当者には理解しやすいと好評。約10名の産業医の指導にもあたり、産業医活動の標準化に取り組んでいる。研究テーマは、職場の人間関係（ソーシャル・キャピタル）と健康との関係であり、実務に活かすことが次なる課題である。

【著訳書】
　　「健康管理は社員自身にやらせなさい」（保健文化社、2014年刊）
　　「ソーシャル・キャピタルと健康政策」（日本評論社、2013年刊）

完全攻略！
もう悩まない　ストレスチェック制度

著　者　高尾　総司

平成28年2月18日　　初版

発　行　所　　株式会社労働新聞社
　　　　　　〒173-0022 東京都板橋区仲町29－9
　　　　　　TEL：03（3956）3151　FAX：03（3956）1611
　　　　　　http://www.rodo.co.jp　　　pub@rodo.co.jp

印　　刷　　モリモト株式会社
表　　紙　　尾﨑　篤史（株式会社ワード）

ISBN978-4-89761-588-2

乱丁本・落丁本はお取替えいたします。
本書の一部あるいは全部について著作者から文書による承諾を得ずにいかなる方法においても無断で転載・複写・複製することは固く禁じられています。

私たちは、働くルールに関する情報を発信し、
経済社会の発展と豊かな職業生活の実現に貢献します。

労働新聞社の定期刊行物のご案内

「産業界で何が起こっているか？」
労働に関する知識取得にベストの参考資料が収載されています。

週刊 労働新聞

タブロイド判・16ページ　月4回発行
購読料：42,000円+税（1年）21,000円+税（半年）

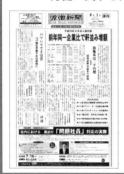

労働諸法規の実務解説はもちろん、労働行政労使の最新の動向を迅速に報道します。
個別企業の賃金事例、労務諸制度の紹介や、読者から直接寄せられる法律相談のページも設定しています。流動化、国際化に直面する労使および実務家の知識取得にベストの参考資料が収載されています。

安全・衛生・教育・保険の総合実務誌

安全スタッフ

B5判・58ページ　月2回（毎月1・15日発行）
購読料：42,000円+税（1年）21,000円+税（半年）

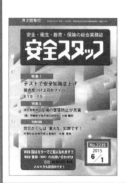

- ●産業安全をめぐる行政施策、研究活動、業界団体の動向などをニュースとしていち早く報道
- ●毎号の特集では安全衛生管理活動に欠かせない実務知識や実践事例、災害防止のノウハウ、法律解説、各種指針・研究報告などを専門家、企業担当者の執筆・解説と編集部取材で掲載
- ●「実務相談室」では読者から寄せられた質問（人事・労務全般、社会・労働保険等に関するお問い合わせ）に担当者が直接お答えします！
- ●連載には労災判例、メンタルヘルス、統計資料、読者からの寄稿・活動レポートがあって好評

上記定期刊行物の他、「出版物」も多数 https://www.rodo.co.jp/

労働新聞社

| 労働新聞社 | 検　索 |

〒173-0022　東京都板橋区仲町29-9　TEL 03-3956-3151　FAX 03-3956-1611